U0200292

運用而是主統領全本技巧，義於

中医药古籍珍善本点校丛书

卫生要诀

［清］范在文 著

李 瑶 点校

中华人民共和国科学技术部科技基础性工作专项资金项目

医药古籍与方志的文献整理（课题号：2009FY 120300）

学苑出版社

图书在版编目（CIP）数据

卫生要诀/（清）范在文著；李瑶点校. —北京：学苑出版社，2014.8

ISBN 978 – 7 – 5077 – 4520 – 7

Ⅰ.①卫… Ⅱ.①范… ②李… Ⅲ.①养生（中医）—中国—清代 Ⅳ.①R212

中国版本图书馆 CIP 数据核字（2014）第 092788 号

责任编辑：付国英　陈　辉
出版发行：学苑出版社
社　　　址：北京市丰台区南方庄 2 号院 1 号楼
邮政编码：100079
网　　　址：www.book001.com
电子信箱：xueyuanpress@163.com
销售电话：010-67675512、67678944、67601101（邮购）
经　　　销：新华书店
印　刷　厂：北京市广内印刷厂
开本尺寸：890×1240　　　1/32
印　　张：4.25
字　　数：74.1 千字
版　　次：2014 年 10 月北京第 1 版
印　　次：2015 年 1 月北京第 2 次印刷
定　　价：18.00 元

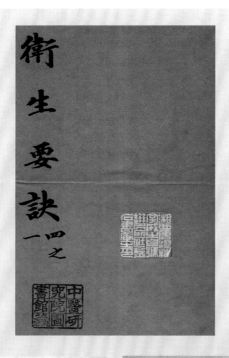

衛生要訣 四之一

嘉慶癸亥新鐫

衛生要訣

韓城王相國鑒定
綿上范美中手著

安懷堂藏版

序

詹簿范君羨中續學賅博
尤邃於醫自貸岐以來脈經
方劑鍼艾明堂之書薰綜條
貫而以意神其用藥之入諧
者手劈口嚼年未四十齒已

成條分類舉燦然於大備予喜
且訝以病枕中鴻寶不當也
名著述甚富此特吉光片羽
耳至書之傳不待予言而
獨念幕景頹唐風爐藥裹
鎮日相親得君此書歸而

半脫其專且慎如此予既遂
歸田私念林居僻壤藥籠
中物亡之興謀老欲就飲食
必資之物可以調陰陽適寒
暑吉彙為一書以貽吾鄉人
君諾予請一再閱月而書遂

與里中父老調飲食之宜時
寒煖之用不必昌陽豨苓而
可以引年可以祛病則育蒙
此書之惠於無窮也晨拜手
叙之如此
當

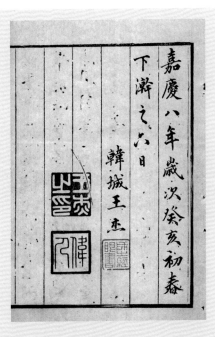

嘉慶八年歲次癸亥初春
下澣之六日
韓城王杰

衛生要訣卷一

夏陽葆淳王相國鑒定
隨城范在文美中輯著
蒦澤王瑤臺楓船
古芮王叔乙子儀
翠岩鄭邠霖晉昆仝梭閱
涇水薛丕烈敬堂
北平邱家煒彤百

衛生要訣序

予少時於受經之暇每喜觀內經而於草木諸疏尤
必親嘗其味辨其性而始安至於菽粟薑韲瓠瓜果
蔬之屬爲生人所不能一日離而泰和乘方烹調失
性者其事甚細而其害甚鉅此周禮所以有食醫之
掌而謂君子之食恒傲者予嘗因事論之而未詳也
歲庚申就銓吏部得數從韓城
相國遊

不分其支派乎

論脾胃

胃爲水穀之海居脾之上屬陽明燥金有兩口
上爲賁門下爲幽門重二觔十四兩長二尺六
寸大一尺五寸徑五寸容穀二斗水一斗五升
反是則病每日消水穀五升人七日不飮食而
死者五七三斗五升八七日不飮食而
生此之謂也譬之磨然之物盡矣經云有胃氣者
生此之謂也譬之磨然磨上盛物之斗即胃也

利則命石工爲之斗不納則命木工爲之胃主
受納脾主消化乃二事也即一人而能木工又
能石工而所用之器亦必有不同者也
一時而兼理之也何獨至於人而不然孟子曰
是乃仁術也孔子曰是可忍也孰不可忍也以
仁術而忍心爲之以視術之不仁者爲何如吾
直曰不仁之甚者也

脾司運化之權居胃之下屬太陰土重二觔三
兩扁廣三寸長五寸有散膏半觔脾者俾也俾
助胃氣主化水穀散膏半觔內藏有血一受穀
味則血即分溫各藏經云脾喜燥而惡濕者此
之謂也亦譬之磨然兩石相夾而磨化者即脾
也此二者又適然不同往往病者則曰我脾胃
不好有病醫者亦從而和之曰爾果脾胃有病
究不能分晰其爲胃病爲脾病也試思如磨不

藥有相惡論

藥有相惡之品病者不可不知也病者原難盡知業
醫者斷不可不知也若不察其性而誤用之貽害非
淺因擇常用之物最相惡者分晰如左

諸藥相惡

甘草　惡遠志　　黃耆　惡龜甲　　人參　惡五靈脂
沙參　惡防已　　桔梗　惡龍胆草　白术　惡防風
地榆　惡麥冬　　黃連　惡牛膝　　胡黃連　惡菊花

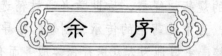

余　序

　　在当前弘扬中医药文化的历史时期，核心工作之一是收集、整理、研究历代中医药的典籍。在多种医著中，寓有儒、理、释、道和杂家等诸多论述，这无疑是极可珍视的优秀传统文化内容，《中医古籍珍善本点校丛书》的编纂，在古籍图书（包括若干优选的古抄本）的精选方面多所致意。整理者针对所选的每一种医著，撰写《导读》，提示该书的学术精粹，运用古今哲学思想，结合学术临床，指导读者阅习的重点，使该丛书在规范传承的基础上，具有更高的学术品味。

　　这套丛书的主编曹洪欣教授，是中医名家，曾在中国中医科学院担任院长，多年来一直从事学术与临床研究。他十分重视中国中医科学院图书馆收藏的中医药珍本、善本的整理与研究，并与相关专家合作有宏编刊行于世。

　　《中医古籍珍善本点校丛书》所选录的医籍只有符合"淹贯百家"、世传刊本少、学术临床独具特色的特点方能入编。同时，通过整理、研究和撰写《导读》，使读者从中选阅、借鉴，这是整理们对弘扬中医药文化所作出的积极贡献。

清代医家京师叶天士曾告诫后世学者：学习先贤的学术经验，不能"越规矩，弃绳墨"（见《叶选医衡》）。而古籍珍本善本的学术优势，就是它比较完整地保存了传统医药文化中的规矩、绳墨，后世学者通过精选、整理、研究古代医籍，为中医药学的传承、创新，指导读者阅习书中的学术精粹，更好地为大众医疗保健服务而有所贡献。

　　我毕生从事中医古籍、文献的学习与研究，力求与临床诊疗相融合。我很赞赏原人大副委员长许嘉璐先生在2013年北京国子监召开的"中医养生论坛"上说的一段话："中医药最全面、最系统、最具体、最切实地体现了中华文化"。《中医古籍珍善本点校丛书》的编辑出版，是对弘扬中华文化作出的新建树，故在泛览该丛书之余，感奋、欣喜，并乐为之序。

中国中医科学院

余瀛鳌

2014 年 9 月

前　言

　　中医古籍是中医学术的重要载体，蕴涵着丰富的中医文献资料和宝贵的医学精华。几千年来，中医古籍在流传过程中，或因家传秘授、或因战火兵燹、或因乏资刊刻等原因而为世人罕见，部分古医籍甚至成为孤本或绝版，其中大量历代医家的学术经验未获充分发挥与运用，几近淹没。中医珍稀古籍不可再生，对其整理和研究是实现抢救性保护与发掘的重要手段，对于中医药学术传承和发扬具有重要意义。

　　六十年来来，党和政府高度重视中医药事业发展，陆续开展了多个中医古籍整理出版项目，取得很大成绩，但仍然有许多珍稀中医药古籍有待发掘和利用。针对中医药珍稀古籍濒危失传严重的现状，2009 年，国家科技部基础性工作专项基金资助了"中医药古籍与方志的文献整理"项目，旨在对中医古籍和方志文献中具有重大学术价值的中医文献予以整理和挖掘。

　　该项目研究中的一项重要内容，是以《中国中医古籍总目》为基础，参考其他相关书目资料，按照选书标准，选择 30 种未系统研究或整理、具有较高学术价值的珍本医书点校整理出版。这些珍稀中医古籍是从 200 种珍本医籍（均为稀有版本，仅存 1—2 部）中遴选而来，并通过实地调研、剖析内容、核实版本、详查书品，从学术价值、文献价值、版本价值、书品状况等方面进行综合评价，选择其中学术价值和文献价值较高者。除按照现行古籍整理方法予以标点、校对、注释外，为突出所选古籍学术特色和价值，由点校整理者在深入研究原著的基础上，对每一种古籍撰写导读，包括全书概述、作者简介、学术内容与特色、临床及使用价值等，对于读者阅读掌握全书，大有裨益。几易寒暑，书凡 30 余册，结集出版，名为《中医古籍珍善本点校丛书》，以飨读者。

本套丛书的出版，对于中医古籍的整理与研究仅仅是阶段性成果，通过项目培养团队和专业人才也是我们开展课题研究的初衷之一，希望此项工作为古医籍的研究和挖掘起到抛砖引玉的作用，以使中医学术薪火永续，为人类的健康和医疗卫生事业做出贡献。

限于水平，整理工作中难免有不足之处，敬祈同道指正。

中国中医科学院

曹洪欣

2014 年 9 月

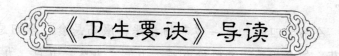

　　《卫生要诀》，养生类著作，据《中医古籍珍本提要》及《中国中医古籍总目》记载，该书现存版本为清嘉庆八年癸亥（1803 年）安怀堂刻本，中国中医科学院图书馆、天津市人民图书馆、山东中医药大学图书馆、上海中医药大学图书馆、浙江医科大学图书馆、中国科学院上海生命科学信息中心生命科学图书馆均有藏本。以下就其著者、成书情况及学术内容进行概述。

1. 著者及成书

　　《卫生要诀》为清代医家范在文所著。范在文，字美中，又字于兹，清代随城人，约生于乾隆三十六年（1771 年），卒年未详。范氏学识渊博而尤精于医，自幼便喜读《内经》，于本草必亲尝其味而辨其性。嘉庆庚申年（1800 年）被吏部录用，虽仕途得意，仍留心于医。除《卫生要诀》一书外，范氏尚著有《增补达生编》一卷、《医经津渡》四卷及《药性赋音释》一卷。

　　《卫生要诀》成书于嘉庆七年（1802 年），初刻于嘉庆八年（1803年）。因感于村野市井药资短缺、普通百姓不谙医理，范氏受韩城相国王杰所托而作是书，旨在"以日用必资之物治寒暖时有之病"、"不必昌阳豨苓而可以引年"。

全书共四卷，卷一载药物相恶、服药忌食、孕妇忌服之药、饮食相忌，并概论五脏、五官、五味、五色、五谷、五果、五菜。卷一后半部分共卷二、卷三论述了内、妇、儿、五官科常见病症的治疗方法，卷三之末还从本草诸书中选取常用药物辑成"药性赋"，卷四论述了治病要诀、治疗验案及医论。

2. 学术特色

《卫生要诀》为范氏针对乡村普通百姓日常养生疗病所作，故文字通俗晓畅，论理浅显易懂，用方简便廉效。现就其学术特色分述如下。

首明药食相忌，避免合食致误

孟子曰"君子不以其所以养人者害人"，药食之间各有相忌，而医多不察，百姓日用而不知，贻害非小。范氏有感于此，故于篇首即阐明药物之间、药食之间、食物之间相忌，以告诫业医者，并供百姓养亲尽年所用。

范氏选取一百零五种（"药恶总结"篇中计得九十九种，实为一百零五种）常用药物，分为草、木、果、谷、金石、虫、鳞、介、禽、兽十类，各药后以小字注明所恶，使一目了然，便于查阅。不仅药物之间各有相恶，服药时亦有忌食之物，故范氏继之又列三十九种药物服用时相应忌食食物，并提醒医者应叮嘱患者时刻注意，可见范氏治医之诚慎。针对百姓日常饮食，范氏指出食物生长时令地域不同、采收烹饪方法各异，因此寒热补泻之性各不相同，不仅不宜"一饮食间而补泻兼施，一酬酢间而寒热并进"，对饮食之间的相互禁忌尤应重视。为此范氏罗列了食物相忌诸品五十八种，并强调"不惟同锅烹之不可，即同时食之亦不可"，又专门例举因合食相忌之物而致伤身害命者数例以示警戒。

撷取《内经》、《难经》之要，阐发日用之理

范氏认为，脏腑官骸、味色等基本理论在《内经》、《难经》中言之甚详，但过于繁多，不便于一般百姓及业医入门者批阅，故择其要而论其大略，使得医家及养生者能推而广之、执简驭繁。如其指出"五脏之性情与五行同"，因此可以根据可证之五行推知不可见之脏腑。在论五官时亦一语点明望诊之道："察其面色之虚实，与夫四时之气，或合于面部，或反于面部。"此外，还指出五味摄取应坚持中庸之道，即勿太过、勿不及。总之，范氏论理深入浅出，便于普通百姓理解应用。

重视饮食调养，主张以食愈病

本《内经》"五谷为养，五果为助，五畜为益，五菜为充"之旨，范氏十分重视果谷菜蔬的功用，认为五谷能"滋养胃气，以营和各脏、舒畅经络"，五菜"佐谷味以疏通壅滞"等。同时范氏又强调食物各有补泻、寒热、温

凉之性，若偏嗜一味亦能伤人，而明了饮食偏性并加以利用，则不仅可以养生亦可以疗疾。因食物较之药物便于取携与烹制，范氏对以食愈病甚为推崇，其所选治病方法中多为食疗。

论治以病为纲，用方简便廉效

为便于病者查阅，范氏以病为纲、以症为目，论述了百余种常见病症的治疗方法，如"中风病"下又列痰厥、不语、口噤、口眼㖞斜、瘫痪等症之治疗诸方。所选方药均为百姓居家必有之物而可备药用者，以白糖、白面、鸡蛋、醋等平日食物为多，亦有寻常价廉之药如荆芥穗、龙胆草，或为日常用具如败笔头、草纸，或为人类头发及排泄物等，选取范围十分广泛而易于备用。范氏所列诸方均组成简单，多为一两味，制备方法便捷，十分方便一般家庭施用。其治疗方法多样，或内服，或外用敷、搽、熨、熏、按摩等法。所选方法多为范氏实践中所搜集总结的效验方，但亦有一些祝由方，当辨证对待。

阐明药性专治，作赋以便记诵

范氏认为药物各有专治，本草诸书于药物功效所言甚详，然苦于卷帙浩繁，因此从中摘录最常用药物二百五十八种，列其药性、功效、禁忌等，并编撰成歌赋形式，使之朗朗上口，便于记诵。

总结治病要诀，附案以便考核

范氏临证经验十分丰富，为便于业医入门者掌握治病要领，其结合自身经验总结了治病要诀十五则，即针对不同情况采取专治、急治、缓治、必治、不治五种治疗态度，从中体现了范氏作为一名临床大家的智慧与人格。范氏认为医不可无案，苟胸无定见，朝寒暮热，忽泻忽补，贻害非细，因此又附其四十一条临证验案以便考核。

3. 结语

总之，《卫生要诀》为清代医家范氏集其经验心得而成的一部养生通俗读物，是书深入浅出阐明养生疗病基本要旨，以病为纲列举简便廉效治疗方法，重视食疗食养及药食禁忌，总结治病要诀及药性歌赋，虽为针对普通百姓及业医入门者所设，但其中亦不乏范氏临证多年之真知灼见，望今之医家能从中有所领悟借鉴。

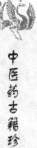

点 校 说 明

一、本书以清代嘉庆八年癸亥（1803 年）安怀堂刻本为底本进行原文标读及校勘，主要采用理校法。

二、原书目录与正文有不符处，互补缺漏。

三、原书中明显错字、别字者，径改，不作校记。

四、凡书中出现的异体字、古今字、通假字，一律改为现行通用简化汉字，不再出注。

五、原书中"左"、"右"，改为横排后换作"上"、"下"。

六、对文中涉及典故，生僻、古奥字词适当在页脚予以注释。

七、书中插图均源自底本原图。

八、书中标点采用现代规范新式标点。

点校者

中医药古籍珍善本

目　录

---

①　所：原为"应"，据正文改。

卫生要诀

---

① 果谷菜蔬：原作"瓜果谷蔬菜"，据正文改。

② 中风门：原无"门"字，据正文补。下同。

2

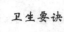

中医药古籍珍善本

---

① 疮：原作"疾"，据正文改。

① 尿：原作“便”，据正文改。
② 脚：原作“足”，据正文改。
③ 药性备要赋：原作“药性赋”，据正文改。

卫生要诀

中医药古籍珍善本

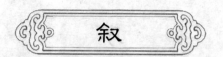

叙

　　詹簿范君美中绩学赅博，尤邃于医，自贷①、岐②以来，脉经、方剂、针方、明堂之书，兼综条贯，而以意神其用。药之入谱者，手劈口嚼。年未四十，齿已半脱，其专且慎如此。予既遂归田，私念林居僻壤，药笼中物亡足与谋者，欲就饮食必资之物，可以调阴阳、适寒暑者汇为一书，以贻吾乡人。君诺予请一再，阅月而书遂成，条分类举，灿然大备。予喜且讶，以为枕中鸿宝不啻也。君著述甚富，此特吉光片羽耳。其书之传不待予言，而独念暮景颓唐，风炉药裹，镇日相亲，得君此书，归而与里中父老调饮食之宜，时寒暖之用，不必昌阳、豨苓③而可以引年，可以祛病，则晋蒙此书之惠于无穷也。爰拜手叙之如此。

**　　时嘉庆八年岁次癸亥春下澣之六日，韩城王杰**

----

　　① 贷：傀贷季，相传为岐伯祖师。

　　② 岐：岐伯。

　　③ 昌阳、豨苓：昌阳，菖蒲别名。豨苓，猪苓别名。唐代韩愈《进学解》："忘己量之所称，指前人之瑕疵。是所谓诘匠氏之不以杙为楹，而訾医师以昌阳引年，欲进其豨苓也。"

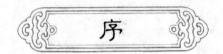

序

予少时，于受经之暇，每喜观《内经》，而于草木诸疏
尤必亲尝其味、辨其性而始安。至于菽粟、蔈鲜、瓠瓜、
果蓏之属，为生人所不能一日离。而参和乖方、烹调失性
者，其事甚细，而其害甚巨，此《周礼》所以有食医之掌，
而谓君子之食恒仿者。予尝因事论之而未详也。岁庚申，
就铨吏部，得数从韩城相国游。相国既致政，谓予曰："吾
所居烟村数井，不独和缓不可致，而乡村小市绝少参苓，
思以日用必资之物治寒暖时有之病，吾子其手订一编，以
惠我里人，并为天下人惠，可乎？"予敬应之曰："凡果蔬
百谷之性，皆本五行之精，与人身相表里，顺之则益，反
之则损，而其相生相克之用，真可以通幽导郁，调剂寒暖。
以食单为药笼，犹愈于剿袭禁方而不知其义，非徒无益，
而又害之者。文敢不竭其愚以献！"退而窃叹相国格物之
精、爱人之备，不事奇功异效而化灾沴，于日用饮食之中
调燮之精神，虽释位而犹不忘如此也。顾以穷阴急景，鹿
鹿酬应无宁晷，乃于夜间刻烛呵冻，就所能记忆者，条分
病类，列于其下，亦粗论其生克之理，而以尝所经验者附
后，得书四卷。为期既迫，剌取未备。异日尚当搜阅群籍，

辨土性之异宜，与风俗之殊尚，兼收博采，以成完书，以溥相国之仁育于无穷也。书既竟，以献相国，曰："是宜名卫生要诀。"因叙其缘起如此。

时嘉庆壬戌仲冬，绵上于兹范在文

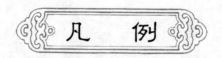

卷一

夏阳葆淳王相国鉴定
随城范在文美中辑著

濩泽王瑶台枫船、古芮王叔乙子仪、翠岩郑邗霖晋昆同校阅

洹水薛丕烈敬堂、北平邱家炜彤百、安昌王椝涧宾同校录

侄铝铷稼同、钫立我、铟引泉、男钤品三、铽元鼎、钣章金同编次

凡例

——是书为里巷易解，故字句不嫌太俗。

——是书为穷乡僻壤，不便延医，又无药肆可以济急，故以居家必有之物而可备药用者悉采择之。

——是书缘食物繁多，各注主治则披阅不便，故仍分别病症门类，下注方剂，庶病家易于查照耳。

　　——药物各有相恶，医多不察，贻害非小，故于是书首列之。

　　——服药原以治病，饮食不节，不惟无益，且食物与药相忌者尤宜加慎，姑就所知详悉注之，不敢惮烦。

　　——孕妇饮食服药已注《达生编》中，行世久矣，兹特择其相忌者复注释之。

　　——饮食中多有相忌，偶失检点，所关非细，故于是书并列之。

　　——脏腑官骸，《内经》言之详矣，但过于繁多，披阅未便，兹特择人所共见而易忽略者，论其大局，由是推之，经络可得而明。

　　——味色亦详见《难经》、《类经》，兹亦择易晓者注论于篇首，庶业医者由浅及深之一助。

　　——瓜果、蔬菜、五谷非以治病，但物各有补泻寒热温凉之性，即可治风寒暑湿燥火之病，故各著其论于篇首，以便卫生者随时采用。

　　——病症多端，真难枚举，姑择易见者得百有余种，至险症奇疴，与夫丸散膏丹，可于余所著《再斟集》中采之。

　　——药性各有专治，流传日久，不无差误，用是搜览群书集而为赋，以便记诵。

　　——医不可无案，苟胸无定见，朝寒暮热，忽泻忽补，贻害非细，因择近日所视之案间录数十条以便考核。

卫生要诀卷一

药有相恶论

药有相恶之品，病者不可不知也。病者原难尽知，业医者断不可不知也。若不察性而误用之，贻害非浅。因择常用之物最相恶者分晰如下：

诸药相恶

甘草恶远志　黄芪恶龟甲　人参恶五灵脂　沙参恶防己　桔梗恶龙胆草、龙眼肉　白术恶防风　地榆恶麦冬　黄连恶牛膝　胡黄连恶菊花　黄芩恶葱实　柴胡恶皂荚　苦参恶贝母　细辛恶黄芪　川芎恶黄连　蛇床恶牡丹　芍药恶芒硝　续断恶雷丸　地黄恶葱蒜　大黄恶干漆　商陆恶狗肉　附子恶蜈蚣　半夏恶皂荚　石菖蒲恶麻黄　石斛恶雷丸　栝蒌恶干姜　补骨脂恶甘草　天门冬恶鲤鱼　何首乌恶萝卜　五味子恶细辛　甘遂恶远志　土茯苓恶茶　狼牙恶地榆　紫菀恶天雄　防己恶细辛　大戟恶山药　款冬恶元参

以上草部三十六种。

肉桂恶生葱　杜仲恶元参　枣仁恶防己　丁香恶郁金　茱萸恶桔梗　蔓荆子恶乌头　干漆恶鸡子　五加皮恶元参　茯苓神恶雄黄

1

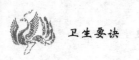

厚朴_{恶泽泻} 竹沥_{恶附子} 巴豆_{恶豆汁}

以上木部十二种。

杏仁_{恶葛根} 枳实_{恶绿豆} 秦椒_{恶瓜蒌} 荷叶_{恶桐油} 秋梨_{恶生}_{姜，热膏不忌} 杏_{恶冷水}

以上果部六种。

小麦面_{恶萝卜} 大豆_{恶龙胆} 豆粉_{恶杏仁} 大麦面_{恶冷水} 烧酒_{恶海带} 大米_{恶蒜}

以上谷部六种。

金_{恶锡} 朱砂_{恶磁石} 铜_{恶乳香} 铁_{恶磁石} 玉屑_{恶鹿角} 紫石英_{恶生姜} 丹砂_{恶磁石} 水银_{恶磁石} 雄黄_{恶五加皮} 雌黄_{恶川芎} 石膏_{恶巴豆} 赤石脂_{恶大黄} 阳起石_{恶泽泻} 赭石_{恶天雄} 硼砂_{恶知}_母 矾石_{恶麻黄} 硫黄_{恶细辛} 五色石脂_{恶黄芩}

以上金石部十八种。

蜜蜡_{恶芫花} 蜂房_{恶干姜} 僵蚕_{恶桔梗} 桑螵蛸_{恶覆花} 斑蝥_{恶巴豆} 蜘蛛_{恶雄黄} 蚯蚓_{恶盐} 蜗牛_{恶盐} 水蛭_{恶盐}

以上虫部九种。

龙骨_{恶鱼} 龙角_{恶干漆} 乌贼鱼骨_{恶附子} 河豚鱼_{恶橄榄} 鲤鱼_{恶蜂蜜} 团鱼_{恶红枣}

以上鳞部六种。

龟甲_{恶沙参} 鳖甲_{恶矾石} 牡蛎_{恶麻黄} 蛤粉_{恶硫黄}

以上介部四种。

五灵脂_{恶人参、炙芪} 夜明砂_{恶白薇}

以上禽部二种。

牛黄_{恶龙骨} 阿胶_{恶大黄} 犀角_{恶乌头} 熊胆_{恶防己} 鹿角胶_{恶大黄} 麝香_{恶大蒜}

以上兽部六种。

药恶总结

以上草、木、果、谷、金石、虫、鳞、介、禽、兽相恶者共得九十九种，此其大略也。若夫临时变通，格物致知，补其不足，以待后之君子。

服药忌食论

人禀阴阳五行之气以生，然天地之气有邪有正，感之者因食而病，避之者虽食不病。饮食，人之大欲，饮以养阳，食以养阴，阴阳调和，斯为平人。偶有不节，失其常度，民病生焉。虽有上工，调燮阴阳，而食物中之与药相忌者尤当谨。因择所忌如下：

服药所忌食物

甘草忌猪肉、海菜　黄连忌猪肉　巴豆忌野猪肉　苍耳忌猪马肉　桔梗忌猪肉　薄荷忌鳖肉　仙茅忌牛肉、牛乳　乌梅忌猪肉　常山忌生葱　牛膝忌牛肉　半夏忌羊肉　牡丹忌蒜　丹砂忌一切血　菖蒲忌羊肉　鳖甲忌苋菜　空青忌一切血　阳起石忌羊血　当归忌湿面　轻粉忌一切血　商陆忌犬肉　苍术忌雀肉　地黄忌葱、蒜、萝卜　吴茱萸忌猪心　白术忌雀肉　何首乌忌葱、蒜、萝卜　补骨脂忌猪血　麦冬忌鲫鱼　细辛忌生菜　荆芥穗忌驴肉，并反河豚　附子忌稷米　紫苏忌鲤鱼　土茯苓忌面汤　乌头忌稷米　天冬忌鲤鱼　茯神忌醋　天雄忌稷米　龙骨忌鲤鱼　丹参忌醋　厚朴忌炒豆

中医药古籍珍善本

忌食物总结

以上用药时而食物中之应忌者共得三十九种，医者临症叮咛病者随时检点，庶不致误。

孕妇服药忌论

《经》曰："阳抟阴别，谓之有子。"又云："少阴脉动，盛者妊子也。"因思天地氤氲，万物化醇，男女媾精，万物化生，乾道成男，坤道成女，男女居室，人之大伦。所以太极生两仪，两仪生四象，四象生八卦，八卦定吉凶，从可知吉凶之道自古有之，而趋避之法尤当急讲。妊娠之病，千条万绪，总归于一。一者，血也。血有不足，病端多矣。随症调摄之方，临盆产后之法，余于《达生编》中条分缕析矣，兹不复赘。用者可参考之至妊娠之药，病时不能不用，用时不可不慎，一有不慎，为害百端。兹特择其于妊娠最忌者胪列如下：

孕妇忌服诸药

	乌头	牵牛	通草	天雄	厚朴	红花	南星	槐
子	苏木	半夏	桃仁	麦蘖	巴豆	茅根	葵子	大
戟	干漆	赭石	芫花	瞿麦	常山	牛膝	三棱	水
银	皂荚	鬼箭	锡粉	硇砂	砒石	水蛭	芒硝	硫
黄	虻虫	雄黄	斑蝥	蜘蛛	蝼蛄	蜈蚣	蛇蜕	蜥

蝎 牛黄 麝香 雌黄 兔肉 蟹爪甲 犬肉 马肉 驴肉 羊肝 龟鳖 小蒜 雀肉 茜根 赤箭 附子 肉桂 丹皮 生姜 干姜 黄连

孕妇忌服总结

以上孕妇忌服之药，共得六十种。往往病者不及检点，医士妄投方剂，一损两命，祸不堪言。惟末后六种（附子、生姜、丹皮、肉桂、干姜、黄连）尚可酌用，即《内经》所谓"有病则病受之"是也，用者慎之。至孕妇饮食之品，有最相宜者，有最不相宜者，亦详叙《达生编》中，参阅可也。

饮食相忌论

人生一日不再食则饥，朝饔夕飧，所以养胃气以滋营卫者也。胃司受纳，脾司运化胃中所积水谷，详注于后。膏粱之家，每食不下数十品，一遇宴会，更不难罗列珍馐。即藜藿之腹，如肩挑贸易辈，饥则得食即食，渴则得饮即饮。试思天地生物所以养人，原不以养人者害人。但其生也异时，其长也异地，其收获也异方，其烹调也异法，其取择运用也又各因其俗，其物之寒热补泻也又无不各具其性。一饮食间而补泻兼施，一酬酢间而寒热并进，已非养生之道，况其中之相忌，势如水炭，畏若寇仇，真难枚举。一或不慎，有不终席而亡者。是以养人者害人矣，岂天地好生之心乎？故凡为人子者，力能养亲，食前方丈芎膏珍肥，所以备酒醴者至矣，抑知其中之相忌者正复不少，偶一错误，抱恨终天。单寒之家，得君羹以遗其母，采野蔬以饱其亲，问之孝子之心，亦不过共为子职而已，而蔬食菜羹中生之非其地、采之非其时、煮之非其法者又不可胜道，凡此皆以养人者害人矣。大生广生之中竟不免伐生灭生之害，余深苦之，略就所知者，盥手敬谨登写如下。愿为人子者各书一通，悬之座上，以为养亲者之一助云尔。余今知养乎！余今何时乎！遂不禁泪随笔下。

饮食相忌各物

猪肉忌_{荞麦、葵菜、炒豆、牛肉、马肉、龟鳖、驴肉、羊肉、鹌鹑}

猪肝忌_{鱼鲙、鹌鹑、鲤鱼肠子}

猪肺忌_{同前}

羊肉忌_{梅子、小豆、荞麦、鱼鲙、鲊、酪}

羊心忌_{梅、小豆、生椒、苦笋}

羊肝忌_{同前}

犬肉忌_{菱角、蒜、牛肠、鲤鱼、鳝鱼}

驴肉忌_{凫茈、荆芥茶、猪肉}

牛肉忌_{黍米、韭薤、猪肉、犬肉、栗子}

牛肝忌_{鲇鱼}

牛乳忌_{生鱼 酸物}

马肉忌_{仓米、生姜、粳米、猪肉、鹿肉}

兔肉忌_{生姜、橘皮、芥末、鸡肉、鹿肉}

麋肉忌_{梅、李、生菜、鸽、虾}

麋鹿肉忌_{生菜、菰蒲、鸡、鲶鱼、雉、虾}

鸡肉忌_{胡蒜、李子、犬肉、鲤鱼、兔肉、獭肉、鳖肉、野鸡}

鸡蛋忌_{同前}

雉肉忌_{荞麦、木耳、蘑菇、胡桃、鲫鱼、猪肝、鲇鱼、鹿肉}

野鸭子忌_{胡桃、木耳}

鸭子忌_{李子、鳖肉}

鹌鹑忌_{菌子、木耳}

雀肉忌_{李子、酱、生肝}

鲤鱼忌_{猪肝、葵菜、犬肉、鸡肉}

鲫鱼忌_{芥末、蒜、糖、猪肝、鸡雉、鹿肉、猴}

青鱼忌_{豆藿}

鱼鲊忌_{豆藿、麦酱、蒜、绿豆}

黄鱼忌_{荞麦}

鲈鱼忌_{乳酪}

鲟鱼忌_{干笋}

鮰鱼忌_{野猪、野鸡}

鲇鱼忌_{牛膝、鹿肉、野猪}

鳖肉忌_{苋菜、薄荷、芥菜、桃子、鸡子、鸭肉、猪肉、兔肉}

螃蟹忌_{荆芥、柿子、橘子、软枣}

虾子忌_{鸡肉}

李子忌_{蜜、酱水、鸭、雀肉、鸡、獐}

橘子忌_{槟榔、獭肉}

桃子忌_鳖

枣子忌_{葱、鱼}

枇杷忌_{热面}

杨梅忌_{生葱}

银杏忌_{鳗鲡}

慈姑忌茱萸

冬瓜忌油饼

沙糖忌鲫鱼、笋、葵菜

荞麦忌猪肉、羊肉、雉肉、黄鱼

黍米忌葵菜、蜜、牛肉

绿豆忌榧子杀人、鲤鱼鲊

炒豆忌猪肉

生葱忌蜜、鸡、枣、犬肉、杨梅

韭蒜忌蜜、牛肉、鲫鱼、犬肉、鸡、鱼脍、鱼鲊

苋菜忌蕨、鳖

生姜忌马肉、兔肉、烧酒、海带

易犯芥末忌鲹鱼、兔肉、鸡肉、鳖

木耳忌雉肉、野鸭、鹌鹑

干笋忌砂糖、鲟鱼、羊心肝

栗子忌牛肉

大麦面忌冷水

白薯忌柿子

犯所忌贻害引证

以上食物相忌诸品，共得五十八种，不惟同锅烹之不可，即同时食之亦不可，略引误食伤生数人，以为养生者戒。为人子者，朝夕养亲，可不慎与。

——同乡有开姜店者，同事伙友四人除夕饮酒，为生姜丝以佐之，元日至午尚未启门，人争视之，四人皆毙。有一少年尚余残喘，李伯年先生以绿豆汤解之乃得生。

——余同姓由家至醴城，与同事人坐谈家事，彻夜饮酒，次早天寒，命役冲生姜水饮之，移时腹痛异常，不过数刻而毙。

——同乡有张姓者，为余至亲任姓贺喜，往时饮蜂蜜水两碗，至则即饮酒食、虾米等物，移时吃面，自云心神恍惚，饭后即欲回去，少顷口不能言，手执面碗掷地，片刻而毙。

——圃夫种园为生，自种大麦数亩，成熟时即以大麦为馒头食之，食已因烧汤不得，饮冷水一碗，移时殒命。

——余乡善用芥末拌鸡，不知始自何人，饭店中往往有之。夫芥末性热而走肺，鸡肉属巽而入肝，二者之性格不相入，久服令人筋脉拘挛。如此者更难枚举。

——直省多白薯，味颇甘，入都时曾偶为尝之，觉其性下降而坠，余曰久服此物恐令人痢。数年往返保阳并都中，患下痢者如雷贯耳，始悟为此物之所伤也，外敷解毒散，内服升补清阳之剂，无不立奏肤功。及询之闽省浙省诸友，而此物在彼处竟不为害，可见地气之不同有如是夫？或者宜于南而不宜于北乎？抑不可与柿子同食乎？有识之君子，随时随地考之，以补余见之所不及，则幸甚。

五脏论（附五音、五常）

人有五脏，以合五行，如肝、心、脾、肺、肾五者皆合五行。肝为春木也，心为夏火也，脾为四季中央土也，肺为秋金也，肾为冬水也。五脏既合五行，则五脏之性情与五行同，五脏不可得而见，五行则可得而证。木性动，酸也；火性上，苦也；土性和，甘也；金性肃，辛也；水性下，咸也。至六腑、十二经、十五络，诸书言之详矣，兹择其易知者略为言之，以便业医者入道之门，并养生者披阅易晓，庶无畏难之憾。五声（宫商角徵羽）、五常（仁义礼智信）皆随五脏，读《素问》者以次推之，各尽其妙。

五 官 论

人有五官，各随五脏。肝开窍于目，职司视。心开窍于舌，职司言。脾开窍于口，职司食。肾开窍于耳，职司听。所谓五脏皆见于面部也。故诊之者必察其面色之虚实，与夫四时之气，或合于面部，或反于面部，而四诊之道已得其一。请医而隔帐者，当观此段。

五 味 论

五味原以养人，过食必伤。酸以养肝，食酸多则筋拘，肤粗，发燥。苦以养心，食苦多则舌坚，腹痛，小便数。甘以养脾，食甘多则齿黑，胃逆，大便艰。辛以养肺，食辛多则气喘，皮松，腠理开。咸以养肾，食咸多则骨痿，心虚，精寒。中庸之道，自古为难，太过、不及皆非正理，此其大略也。至其中之乘所胜、克所不胜，《内经》言之详矣。由是而推之，未尝非行远自迩、登高自卑之一助云尔。

五 色 论

青色，东方木，春宜见之。赤色，南方火，夏宜见之。

黄色，中央土，长夏土旺宜见之。白色，西方金，秋宜见之。黑色，北方水，冬宜见之。如春见赤色，肝虚而火盛之，我生者兴，谓之犯。春见黑色，肝弱而水育之，生我者起，谓之侵。春见白色，肝濡而金削之，克我者旺，谓之杀。如是者皆病，不早治之则死。余令仿此。

五 谷 论

太古民无粒食，后稷教民稼穑，树艺五谷，而民始得养其生。《周官》有五谷、六谷、九谷之名，诗人有八谷、百谷之咏，而要皆以五谷为主。五者何？麻、麦、稷、黍、豆也。何以五名？所以配肝、心、脾、肺、肾而名之也。虽五者各配一脏，而实无不滋养胃气，以营和各脏、舒畅经络也。万物皆生乎土，人生皆主乎胃。《经》云有胃气者生，无胃气者死，五谷之与人不綦重乎！人但知五谷能养人，若不知五谷之性，重嗜一味，亦能伤人。知五谷之性，救偏补弊，且能疗人之病，是五谷亦药石也。故择其能为药饵者，注于各病之下，以便村野牧竖去城市辽远、夜半仓猝莫措者用。

五 果 论

木之结实应时而成者谓之果，备五味兼五色入五脏，歉凶可以济饥，疾病可以为药。虽果品百有余种，而最著者为五果。五者何？梨、栗、杏、枣、桃也。他书多以梨为李者，非也。五者之外，举凡可以疗痛苦而拯疾病者，

中医药古籍珍善本

各注于本病之下，以便采择。

五 菜 论

谷不熟曰饥，菜不熟曰馑，菜之为义重矣。菜有数百余种，而五菜为首。五者何？萝卜、芥、葱、姜、韭也。菜以蔬名，取其佐谷味以疏通壅滞者也。故五菜之外，有可备药物而疗诸疾者，悉注于本病之下，以便摘用。

果谷菜蔬总结

以上五谷、瓜果、蔬菜各种而可备药物者，详悉注之，较之采药，取携甚便，及其成功则一。间有不及延医，与夫力不能办者，而食饮器具之物何在不有？何物不具？一性虚者补之，实者泻之，寒者温之，热者解之，过升者降之，过降者升之而已。医者，易也。气血，人之所素有者，外因于天，内因于人。感而伤之，是为不足，补其不足，所谓无者使之有造是也。风、寒、暑、湿，人之所本无者。触而加之，是为有余，损其有余，所谓有者使之无化是也。神农尝百草、辨五谷，以疗民疾、舒民困。历代名医著作不下数百种，而目前之品多不齿及，岂庸行不足为孝弟乎？药无定品，因其治病而贵。约计民病百端，日用可备药物者十百余种，各注于本病之下，庶病者易于披阅耳。

各病门类

中 风 门

中风痰厥

四肢不收，牙皂五钱，每服一钱，效。

又，牙关紧急不能自主者，白矾、盐花等分，搽之，涎出自开。

中风不语

人乳半合，美醋半升，和服，最效。

又方，大黑豆五升，煮汁煎稠如饧，食之效。

中风口噤

荆芥穗为末，黄酒调服三钱，立愈。

又方，舌本缩者，用芥菜子半升，研细，入陈醋一升半，敷领颊下，效。

又方，生姜汁、葱汁温服，愈。

口眼㖞斜

取正房向南中檐第一瓦，以桑柴火熏热，包布，偏左熨右，偏右熨左，效。

破伤中风

牛皮胶，烧存性，研末，酒服二钱。

又方，用乱发如鸡子大，无油器中熬焦黑，研细，以酒灌之。

又，用大黑豆一升，熬去腥气，勿使太熟，杵末，蒸令气遍，取下甑，以酒一升淋之。温服二合，渣敷疮上。

中风瘫痪

用芥菜子为末，醋调，涂患处。

又方，人素虚弱者或年高体瘦，用桂圆二十一个，不去外粗皮，水煎七分服之，日二次。

白虎风病

取鸡子，指病处，咒曰"愿送粪堆头上"。不过三次，瘥。白虎是粪神，爱吃鸡子也。

又方，百节走痛不可忍，用生葱白十数根，捣作泥，蒸热熨患处。

又方，用白萝卜蒸热，熨患处。

症七条，方十六条①。

伤　寒　门

伤寒发汗

伤寒之病不一，不惟病者莫察其状，即医者往往不解

---

① 原文为"方十五条"，据文意改。

其在表在里也。大凡初觉头痛身热、脉浮洪者，病在表也，即宜汗之。用葱白一握，淡豆豉二两，水煎服，汗出愈。

又方，用连须葱白四两，生姜二两，水煎服。

阴症伤寒

腹痛厥逆，芥菜子研末，水调，贴脐上。

又方，脱阳小便不通，用小茴香末，以生姜汁调敷腹上。外，用小茴香末，黄酒调服三钱。

伤寒发狂

龙胆草为末，入鸡子清，白蜜化凉水服三钱。

又方，用磨刀水服二钱。

伤寒吐血

口干，生藕汁、童便等分服之。

又方，伤寒吐血后，喜睡，口干，咽痛，大枣二十个，乌梅十个，水煎，服之效。

伤寒劳复

因交接复劳，卵股痛，用葱白捣烂，酒服效。

伤寒瘟疫

头痛，壮热，脉大，觉有食积者，用比轮钱一百文，麦芽五钱，水六碗，煎一碗，去渣与钱，饮之当即愈。

症六条，方十条。

中医药古籍珍善本

感 冒 门

感冒风寒

脉浮且紧，寒热时往来者，用葱白十根，去须与青，入淡豆豉六钱，煎服，汗出愈。

又方，核桃肉、葱白、生姜等分，煎汤服之，汗出愈。

又方，食重，咽干，小便艰难，大便秘结者，用旧笔管二十个，取下败笔头，扔入锅内，小麦面馒头烧黑八钱同煎，服之效。

症一条，方三条。

中 寒 门

中寒厥逆

四肢冷如冰，牙颤身栗者，用生姜二两，白萝卜三两，煎服效。

又方，木炭烧极红，乘红入开水内，一大块生姜一两，谷芽三钱，无芽以谷代之，煎服，冷止即愈。

症一条，方二条。

中 暑 门

一切伤暑

暑月忽患不省人事者，令童子向其面尿之，其人自苏。

又方，暑月吐泻，陈仓米半斤，麦芽一两，大红枣三十个，水煎，服之良。

又方，夏月道途行走中暑忽死，以道上热土围脐旁，令人尿脐中，冷再易，即活。

症一条，方三条。

中 恶 门

中恶心痛

以韭菜一把，切碎，煮入陈醋内，令病者以口吸其气。

又方，客忤鬼击，口鼻出血，遍身痛疼不可按摩者，用极垢汗衫烧灰，百沸汤煎饮妙。

又方，鬼击诸病，忽如刀刺状，即以陈醋一碗，烧铁极红入醋内，熏之妙。

又方，用韭菜根一把，葱心黄七根，捣烂，酒冲服妙。或以雄黄、明朱砂等分为末，服之亦良。

症一条，方四条。

中 湿 门

湿气中满

足肿痛，胸膈胀满者，用小麦二合，生姜一两，小黑豆半合，炉灰五钱，水煎服。

又方，阴下湿痒，苍术五钱，炒麸半斤，炒热熨。

又方，阴湿溃烂者，以上黄土洁净无渣污者半斤，桑柴火炒干，撒患处效。

症一条，方三条。

积　滞　门

腹中积滞

用烧红木炭一大块，陈醋少许，麦芽一钱，麦曲三分，水煎服。

又方，白萝卜一个，葱白十寸，谷一合，炒焦，水煎服。

又方，用山楂十个，去核，上白糖一两，烧焦芝麻研细三钱，开水煎服。

又方，积滞有火者，梨一斤，白蜜四两，香油一两，白糖条五支，流水煎服。

又方，核桃十个，连皮烧黑，研碎红糖一两，芥菜缨一具，水煎服。

又方，用鲜橘皮二钱，橄榄三个，松萝一钱，赤砂糖一两，河流水煎服。

又方，时行积滞，宜饮急流水或天落水，入玉石器一件煮服妙。

又方，每饭后，以手摩腹三十把。

经久食积

其人或过贪饮食，或素饥乍饱，以致脾不运化，胃不受纳，面色黄白，泄泻无度者，但宜加意调养。每食先吃蒸熟萝卜半个，再食后宜饮烧酒一二小杯以疏通之。能食照常，须以五谷各等分，煎成稀粥服之，以养胃气。

症二条，方九条。

热 症 门

不避水火，常欲杀人，邪热在肝故也。用腊雪水三斤，煎赤小豆半升，服之效。未愈再服。

又方，较前病稍轻而骨蒸异常，面赤、目红、口干者，以童便煮秋梨三个，少熟取出，切作片，蜜拌匀，蒸一炷香，服之妙。

症一条，方二条。

内 伤 门

谷劳嗜卧

凡人饱食便卧，得谷劳病，令人四肢烦重，每每欲卧不喜动作，食已更甚。用大麦芽一升，川椒一两，干姜三两，流水煎服，日一付，三日便愈。愈后勿令久坐久卧，时常行动方妙。若谷劳至泄泻不止者，勿用此方。

症一条，方一条。

卫生要诀卷二

疟 疾 门

经年疟疾

发作有时，面色黄白，寒多热少者，用生姜五斤，牛肉五斤，水洗极净，加调料煮至极烂，连汤服之。服完用滚粪虫七个，瓦上焙黄，研末，酒服止。此虫在旷野有粪之处，色黑，将粪作丸倒退行之者便是。

老少邪疟

旧年全黄历一本，远年者不可用，前后并无破损者，以向南桃枝挑之烧作灰，五更取无根水一碗，冲起搅匀，服之效。

症二条，方二条。

郁 症 门

抑郁不伸

心多积气，以致胸膈满闷，体素壮盛者，用古城石灰三钱，古钱十文，核桃三个打碎连皮肉，河水煎服效。

症一条，方一条。

痰 饮 门

化食消痰

用橘皮五钱，生姜一两，水煎服。

又方，用生姜汁、藕汁、梨汁等分饮之。

又方，白芥子一钱五分，槟榔一钱，共为末，小米汤调服。

又方，胸中痰结，用皂荚二十个，去皮为末，面糊丸，每早盐水送下一钱。

症一条，方四条。

咳 嗽 门

肺气咳嗽

用猪胰一具，大枣三十个，酒十斤，浸七日，桑柴火煮至极熟，日日饮之，妙。

又方，寒积咳嗽，生姜二两，核桃整七个连皮烧焦，水煎服，并吃核桃，日二服，七日止。

老年咳嗽

用真阿胶一两，生姜五钱，苹果三个，水煎服。

又方，用浮石五钱，为末，小麦面汤调服。浮石即擦脚石也。

寒嗽痰喘

干姜一两，大枣二十个，桂圆十五个整，用水煎服。

又方，鲜橘皮三钱，生姜八钱，芝麻三钱炒黄为末，水煎服。

咳嗽上气

大柿子二个，炭火上烧皮至焦，卧服之。

又方，柏叶烧灰，桑白皮三钱，蜂蜜五钱，米汤煎服。

肺燥咳嗽

松子仁半斤，研为膏，白蜂蜜一斤搅匀，收入磁器内。每用时，挑出一两，入人乳五钱，或牛乳亦可，再以黍米煎汤冲服。黍米，俗名软黄米也。

食积咳嗽

白萝卜一个，火烧去皮吃。

又方，秋梨一个，周身刺五十孔，每孔纳入川椒一粒，火上烧熟，连椒食之。

又方，用白糖瓜三个，灯上烧焦，临卧服之。

肺痿咳嗽

甜杏仁，即都中叭哒杏仁也，用三合，炒黄，去皮尖，研为末，牛乳冲服。

症七条，方十三条。

喘 急 门

诸喘不止

用椒目二钱，研为末，萝卜汤冲服。

又方，瓜蒌皮一钱，杏仁七粒去皮尖，栗子七个，青石一小块，急流水煎服。

症一条，方二条。

痢 疾 门

赤白痢下

水土不宜，下血如痢者，用猪大肠近头尺余，纳入木耳一两，煮极烂，切碎再煮，每日一服，七日愈。

又方，赤白痢下，白矾飞过为末，一两，飞罗白面炒熟，四两，好醋和作丸。赤痢，生甘草汤下；白痢，干姜汤下，早晚三十丸。

腹痛下痢

用酸石榴皮三两，炒黄为末，枣泥为丸。每早晚干姜二两煎汤，送下三钱。

食积下痢

人本壮盛，面色脉气照常者，用红曲五钱，加白面作饼食效。

血痢不止

用谷草一把，椿根白皮八钱，黑马料豆一把，大枣二十个，水煎服。

又方，苦参三钱，酸石榴皮一钱，核桃皮一钱，水煎服。

久痢腰痛

黑马料豆三合，好黄酒五斤，煮豆熟，去豆饮酒妙。

冷痢不止

生姜一两烧焦，干姜一两炒黄，小茴香三钱炒黄，入白面一升，烧作饼，时时服之。

脾虚下痢

核桃肉一两，桂圆二十个整用，荔枝三十个整用，粟壳一个，冰糖二两，水煎服。

休息久痢

白豆腐，醋煮食妙。

又方，鸭蛋子七个，每个用圆肉裹好，每早米汤送下一丸妙。

水痢不止

大黄豆一升炒黄，时时吃之。

症九条，方十二条。

泄　泻　门

老人泄泻

生姜半斤，牛肉一斤，加调料，日日服之。

又方，莲子五钱，白豆一两，糯米一合，冰糖一两，煮稀饭服。

又方，以古城砖半个，火上烧热，熨脐上妙。

又方，桂圆三十个，整用不去皮，水煎服。

少年泄泻

好醋一斤，煮鸡蛋十个，服时勿用盐。

又方，栗子研作泥，拌冰糖，蒸熟服之。

症二条，方六条。

霍　乱　门

霍乱转筋

荆芥穗三两煮，病者坐于旁，随饮随熏。

又方，以陈醋一碗，烧红木炭入醋内熏鼻。

霍乱吐泻

正房中檐瓦二个，一阴一阳，火上烧热，阴瓦熨脐，阳瓦熨腰。

症二条，方三条。

呕 吐 门

胃冷呕吐

生姜二两，干姜一两，红糖三两，水煎服。
又方，用白萝卜烧熟，吃之妙。

脾湿呕吐

饮水过多，脾湿故也，须少饮水，以防其再变加而为痰。每日多食干物，以白石块烧热熨心口则止。

酒积呕吐

戒酒上策，每日用葛花五钱，代茶饮，最效。

症三条，方五条。①

反 胃 门

反胃吐食

此种病端不一而足，非酒即气，或色欲过度，精伤血少，以致肠燥胃干，咽门闭塞，或食已下而痰出不止，或食一口而痰出数口，皆血少不能滋养肠胃之故。且兼以咽既难下，势必多饮以送食，则脾愈湿而物愈难消。诸书以

———————————

① 原文缺，据文意补。

香散药治者，千手雷同，是血已耗而又散其气，非速之败乎？借非粪如羊屎，人总可活余多年。疗此等症，总以四物汤为主，重用熟地至五六两，川芎止一钱耳，无不应手而愈。

又方，以野地人粪团而有尖者，剪取其尖三十个，瓦上焙黄，分作三服，每服小米汤下，最效。

又方，用牛口涎一斤，和入白糖条五十支，蒸热饮之。如无牛涎之处，白糖条日日服之，最妙。

症一条，方三条。

嗳 气 门

腹冷嗳气

白芥子三两，小茴香一两，面糊丸，每服姜汤送下一钱。

又方，橘皮一钱，枳壳八分，煎服。

又方，白萝卜汤饮之妙。

症一条，方三条。

气 痛 门

脾虚气痛

荔枝核三钱，为末，醋服效。

又方，灶心土一大块，生姜一两，水煎服。

又方，核桃皮一钱，生葱白三根，水煎服。

中医药古籍珍善本

又方，心气冷痛，绿豆二十一粒，胡椒十四粒，同炒，研末，开水调服。

又方，胃气冷痛，干姜二两，高良姜一两，为末，面糊丸，生姜汤下一钱。

又方，心气作痛，败笔头五个，烧灰，米汤下。

又方，多年气痛，核桃肉三个，枣七枚去核，烧熟，频服效。

走注气痛

以白烧酒煮杨柳白皮二块，于痛处熨之即止。

奔豚气痛

用生桑叶捣汁，黄酒和服妙。

症三条，方九条。

腹 痛 门

受热腹痛

其人必伸腰面向天，目赤，痛处不敢按摩，此其证也。用大梨二斤，捣汁冷服效。或生藕为汁服。如无梨、藕时，可以青石面三钱，流水调服，但非审明不可用。

受寒肠痛

烧酒冲小茴香末服之。

又方，四肢厥逆，腹内冷痛，阳物少缩，头无汗者，用葱花一升炒热，熨脐上，围以荞面，再加熨斗火熨之，刻下效。

搅腹痧痛

荞面半合，炒黄，开水冲服。

又方，大黄豆炒黄为末，水服，服后饮酒一大杯。

绕脐寒痛

生姜切厚片，火上熏热，坐脐上，再以艾火，生姜上灸之七壮愈。

又方，用独头蒜切片如前法。

症四条，方七条。

鼓 胀 门

中气鼓胀

临卧时，每晚以檀香、芸香、木香、藿香、香附烧烟熏屋，早服萝卜汤效。萝卜用空心者妙。

受湿鼓胀

小便不通，冬瓜一个，上开口三寸大，去瓤，入蒜，以满为度，仍以原盖盖之，蒸极熟，吃瓜，饮瓜内水，当七日愈。

症二条，方二条。

中
医
药
古
籍
珍
善
本

痞 块 门

腹中痞块

按之有形，经年在一处而不动者，用古城石灰三钱，入面食内食之。再以古城砖一个，火上烧极热，加醋少许，熨之妙。

又方，用多年破旧砂锅一个，烧红，为末，醋糊作丸，生姜五钱煎汤，送下三钱，日二服，当十四日愈。

又方，山楂烧黑三钱，为末，黄酒送下，日日饮之。

症一条，方三条。

吞 酸 门

胃冷吞酸

荜卜二钱，良姜二钱，煎鲫鱼，日日食之。

又方，食物醋心，酸芥菜香油炒，多加葱花，每食时即食此物，少饮水。

症一条，方二条。

糟 杂 门

糟杂吐水

此病总由心多郁结，饮食不消所致。须少饮水，多吃萝卜、芥菜并炒黄豆。如无牙齿者，将黄豆炒黄为末，随时吃之。

又方，每饭多食葱并青椒大妙。

症一条，方二条。

脚 气 门

脚气冲心

牛膝五钱，黄酒煎服。

又方，脚肿不消，痛不可忍，白萝卜煎汤洗之。

又方，以白面汤洗之，大妙。或于饭铺内取用尤佳，或家有喜寿事件，早面后将面汤尽收，勿弃，至晚煎热洗之大效。

又方，以田螺、蚯蚓各三个，捣作泥，黄酒煎熟，包敷脚心妙。

症一条，方四条。

水 肿 门

水肿不消

用桑椹子一斤，好烧酒十斤，用柴火煮三炷香，日日饮之。

又方，大蒜十五头，煮极熟，每饮即吃。

又方，冬瓜切盖去瓤，入赤小豆三合，煮冬瓜极熟，吃尽小豆，饮冬瓜水妙。

又方，用赤小豆一升，白茅根二把，水煎，日日服之。

症一条，方四条。

补 益 门

老人肾虚

甘州枸杞去蒂十斤，研碎，入好烧酒三十斤，煮二炷香，连瓷罐埋土中二十一天取出，酌量饮之。

又方，老年脾虚，燕菜五钱，冰糖一两，日日服。

又方，莲子、核桃肉、黑芝麻共为末，以枣泥作丸，随时食之。

妇人血虚

肥羊肉二斤，煮极熟，吹去浮油，以羊汤煎入炙芪三两、归身二两、生姜四两，日日服之，虽年过六旬色容不衰。

少年脾虚

土炒黄豆，服之良。

又方，肾虚，酒浸黑豆炒黄，服之效。

又方，山药火烧熟，去皮吃，大补中气。

又方，糯米煎粥，加入赤糖，养胃。

又方，大蒜十五头，煮极熟，加入羊肉二斤，各色调料酌用，黄酒半斤煎服，立止肾痛，并治阴亏。

症三条，方九条。

血 症 门

肠风下血

用干柿子三个，烧灰，水冲服。

又方，旱莲子草瓦上焙，研末，每服二钱，米饮下。

又方，蒜连丸，用独头蒜七个，煨熟捣烂，和黄连末为丸，日日米汤下。

又方，用霜后干丝瓜烧存性，为末，服二钱。

又方，柏子十四个，捶碎，绢包，浸入酒三大杯，煎至八分，服立止。

又方，松木皮去粗皮，切碎，焙黄为末，茶送一钱。

血逆心痛

丝瓜一个，烧存性，槐花三钱为末，每早米汤调服。

又方，积聚败血，用荞麦面三钱，大黄末一钱，酒调服。

小便尿血

用胡燕窠①中草烧灰，服时以酒和饮。

又方，黑豆一升，炒焦研末，热酒淋之，去豆饮酒效。

又方，柏叶三钱，炒黑，地骨皮钱半，水煎服。

---

① 窠：筑在地洞里的鸟窝。《说文》："窠，空也。空中曰窠，树上曰巢。"

酒毒下血

槐花一两，半生半炒为末，新汲水冲服。

又方，螃蟹日日食之妙。

症四条，方十三条。

吐 血 门

诸窍出血

头发烧灰，旧莲蓬一个烧灰，等分，米饮。

吐血不止

就以吐出血块炒黑，为末，三分，以麦冬汤送下。

又方，用紫背浮萍草二钱，为末，蜜水送下。

又方，嫩荷叶七个，水煎服。

又方，经霜败荷叶，烧存性，水煎服。

又方，金香墨磨汁，饮之。

鼻血不止

刀刮指甲末吹之止。

又方，用冷水洒面。

又方，用冷水以纸浸湿，贴顶上，止。

症三条，方九条。

斑 疹 门

斑疹初起

总因气血不和，新帽纬三钱，水煎服。

又方，秋梨三个，为汁饮之。

又方，猪尿一小杯，服之良。

又方，杏仁七粒，去皮尖，为末，葱白皮一钱，水煎服。

症一条，方四条。

发 热 门

热病发狂

如见鬼神欲走并要杀人，用雄鸡血热涂面上，自止。

又方，用猪胆汁饮之效。

症一条，方二条。

劳 瘵 门

传尸劳瘵

用甘松六两，火上烧烟熏之。

又方，陈醋一碗，烧红铁器入醋内烧之妙。

症一条，方二条。

恶 热 门

恶热非热

用生姜二两，大麦三合，水煎服。

又方，以大蒜切片，擦手足心，火上熏之妙。

症一条，方二条。

恶 寒 门

恶寒非寒

大凡寒之为症多端，或感受寒邪客于皮肤，或直中阴寒凝于小腹，或疾风大雨猝不及避，或气弱质单元气未复，或暑月穿井身无衣着，或长夏步行随喜古寺，此皆不知寒而寒者也。又朔方地冷风裂，居民薄植，屋无数椽，衣无重裘，行旅早起，仕宦奔驰，南人居北则恶风，北人居南则恶湿，此知寒而寒之者也。至大热似寒，虽不多有，录以备用。凡恶寒而脉浮大洪实者，非真寒也。用新汲水和梨汁，再加青石面三钱，热服。

又方，以绿豆煎汤，饮之妙。

症一条，方二条。

汗 症 门

脾虚盗汗

用五倍子三钱，研末，津调，填脐中，以布缚定，自止。

又方，以荞麦面三两，五倍子末五钱，水和作饼，煨熟，夜卧待饥取二三个食之，勿饮茶水。

又方，糯米一两，小麦麸一两，猪肉汤吹去浮油，煎服效。

又方，浮小麦一两，炒黄，日日水煎，代茶饮。

症一条，方四条。

眩 晕 门

头目眩晕

此等症风寒暑湿不同，故群书方剂不一，但虚者十之九，实者十之一。宜用乱发一团，烧灰，开水煎至七分，去发灰，煮入鸡蛋七个，青盐一两，极熟，取食。

又方，以荆芥穗一两，豆根三两，烧烟熏之妙。

又方，生石灰一大块，浸陈醋内熏之。

症一条，方三条。

麻 木 门

风病麻木

以生姜切大片，烧热，熨患处。

又方，白芥子为末三两，和入荞麦面半斤，以陈醋调起，蒸热，熨患处。

症一条，方二条。

37

癫 狂 门

病笑不休

青盐煅赤二两，河水煎沸饮之，当吐热痰数升愈。

癫狂邪祟

癫狂欲走，或自高贵称神，悲泣呻吟，此为邪祟。以蚕纸烧灰，酒水冲服，服后饮雄黄水一碗，当下黑物愈。

又方，白雄鸡一个，煮极熟，顿服妙。

症二条，方三条。

痫 症 门

风痫诸痰

生姜汁一两，萝卜汁一两，茶叶一钱，急流水煎服。

又方，人壮盛者，密陀僧三钱，面糊丸，下黑物愈。

症一条，方二条。

惊 悸 门

健忘惊悸

虎骨一块，龙骨一块，雄黄一块，水煎服。

又方，大枣三十个，蜂蜜五钱，水煮至干，食枣最妙，

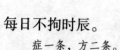

每日不拘时辰。

症一条，方二条。

脾 胃 门

脾虚胃弱

不思饮食，或食则不消，用白莲子炒黄为末，小茴香炒黄，各一两，入白面二斤，香油调起，加盐少许，作成饼，日日食之。

又方，生姜切丝，醋调，每饭以姜丝佐之。

症一条，方二条。

腰 痛 门

老年腰痛

此病亦有风寒，但肾虚者居多。用大黑豆三升，炒热，布包，熨之，冷即易。

又方，童便一杯，酒一杯，醋一杯，葱十根切碎，入麦麸一升半，炒热，熨之妙。

症一条，方二条。

胁 痛 门

胁下刺痛

小茴香炒黄，枳壳炒黄，等分为末，盐酒调服，神效。

又方，以梨核烧焦，水冲服。

症一条，方二条。

疝 气 门

小肠疝气

用荔枝核四十九个，炒黑研末，烧酒调，每一钱。

又方，荔枝核内加小茴香炒黄五钱，妙。

又方，荞麦仁炒去尖，葫芦巴酒浸，各四两，小茴香二两为末，酒糊丸，每早服，温酒送下二钱。

症一条，方三条。

臂 痛 门

手臂冷痛

桑叶三两，嫩桑条七枝，花椒八钱，水煎洗。

又方，生姜捣碎，炒热，熨患处。

症一条，方二条。

背 痛 门

背心冷痛

古城石灰一斗，陈醋一斤，炒热，熨患处。

又方，用轿夫汗衫一件烧灰，酒服效。

症一条，方二条。

风 痛 门

偏正头风

用小衬帽极油者妙，烧灰，入生姜汁一两，水煎洗。

症一条，方一条。

消 渴 门

阴虚消渴

常以糯米煎粥服最妙。

又方，浮萍草三钱，水煎服。

又方，梨汁半斤，白蜜半斤，水煎饮。

症一条，方三条。

遗 精 门

肾虚遗精

韭菜子三两，炒熟研末，每早晚温酒冲服三钱。

又方，阿胶一两炒珠，每早黄酒煎服。如无阿胶，即以常用白明胶亦可。

男子白浊

冬瓜子仁炒黄为末，每早小米汤调服二钱。

又方，全莲煎，用藕一斤，莲叶七个，荷花七朵，莲蓬七个，莲须七钱，水十碗，煎至三碗，日服一碗，服三付愈。

症二条，方四条。

淋　症　门

五淋诸症

旧草鞋一对洗去泥，蚯蚓七个洗去泥，水煎服，服三付愈。

又方，以瓦松煎浓汤，乘热熏洗小腹，约两时自通。

又方，赤小豆五钱，炒为末，葱白一根，同捣烂，热酒调服。

又方，大黑豆叶煎汤，服之妙。

症一条，方四条。

关　格　门

二便关格

葵花子为末，酒服。

又方，葵花一两，捣烂，水煎服。

又方，皂角烧烟，置马桶中，病人坐之效。

又方，皂角二两，酒煎服。

症一条，方四条。

便 闭 门

小便不通

莴苣子捣饼，贴脐中。

又方，腹胀如鼓，田螺三十个，盐三钱，捣极烂，贴脐下一寸三分，即通，奇效。

又方，干浮萍为末，水煎服。

又方，葱白三斤，捣烂，入黄酒炒热，熨脐上即通。

大便不通

沧盐三钱，屋檐烂草一把，水煎服。

又方，以连须葱白七个，生姜三两，盐一两，捣作饼，贴脐上，以暖石熨之，通即止。

症二条，方六条。

诸 虫 门

蛔虫攻心

使君子一两，为末，酒服三钱。

又方，明雄黄为末，醋调服二钱。

又方，赤藤一把，煎汤饮之，日三次，饮过七日，虫当尽出自愈。

又方，寸白虫，用石榴根五钱，槟榔为末五钱，水煎服。

症一条，方四条。

头 痛 门

诸种头痛

谷草三斤，柳枝七根，水煎，洗头。

又，偏正头风，独头蒜切片，瓦上烧热，贴患处。

又，火气作痛，两目赤肿，高粱半斤，竹叶一把，水煎洗。

症一条，方三条。

耳 病 门

肾虚耳聋

真磁石一块，穿山甲三个，烧存性，为末，睡时枕耳底，口含生铁一块，效。

又方，麝香一钱，穿山甲一钱，透骨草一钱，共为末，黄蜡化开，和作枣核样，纳入耳中即通。

耳忽大痛

蛇蜕皮，烧存性，吹耳内，痛自止。

又方，耳中出脓或出血，生菖蒲取汁滴之。

两耳冻疮

生姜五斤，捣取汁，熬成膏，抹之效。

百虫入耳

姜汁少许，滴之即出。

又，蚰蜒入耳，雄黄为末入耳内，虫即出，否则少顷虫即死，取出妙。

症四条，方七条。

鼻 病 门

鼻血不止

乱发烧灰，酒煎服，烧时并以烟熏鼻。

又方，夏月鼻血，以新汲冷水洗项百会穴妙。

鼻内生疮

桃叶嫩心捣烂，塞鼻中。

又方，以童子袜底内泥垢烧成灰，香油调擦。

又，鼻疳，用五倍子烧存性，研末，擦之。

又，杏仁压油，敷之效。

症二条，方六条。

口 舌 门

口舌生疮

釜底黑厚敷之。

又，舌卒肿痛，香墨研服。

又方，黑豆根煎，浓汁，饮之。

又，舌上生疮，铁锈水漱之。

又方，用刀刮青石面，厚敷之效。

症一条，方五条。

牙 齿 门

牙齿疼痛

青盐、白矾等分，水煎，漱口。

又方，绿豆汤漱之。

又方，南石膏火煅五钱，日日漱之。

又方，风牙痛，花椒、生姜水煎漱。

又方，虫牙痛，韭子烧烟熏之。

又，火牙痛，生菖蒲根咬之妙。

又，风牙痛，丝瓜一个，擦盐，烧存性，研末擦之，涎尽即愈。

症一条，方七条。

眼 病 门

风眼赤烂

用猪胆汁和盐点之效。

又方，桑叶纸卷，烧烟熏鼻，最效。

眼流冷泪

木耳一两烧存性，木贼一两为末，每服二钱，以清米泔煎服。

又，冷泪目昏，干姜一两煎汤洗之。

又方，令壮人嚼母姜，以舌舐目，日三次，以明为度。

目生胬肉

杏仁去皮尖二钱半，腻粉半钱，研匀，棉裹箸头点效。

又，杏仁七粒去皮尖，细嚼，吐于掌心，乘热以棉裹箸头点胬肉上，不过四五度愈。

又方，杏仁研膏，人乳化开，日点三次。

又方，猪胰子一肉，青盐一钱，蕤仁二钱，捣极烂，研至顶细泥，以骨簪点少许，妙不可言。此方得效不下数十矣，宝之宝之。

目忽羞明

黄、白、红菊花三种各七朵，水煎服，当七日愈一切目疾。

蕤仁二两，去皮压净油，生蜜六钱，和匀，研极细泥，点之奇效。

症五条，方十一条。

喉 痹 门

喉痛乳蛾

白矾三钱，铁锅内熔化，入劈开巴豆一粒，煎干，去豆，研矾，入喉内立愈。

走马喉痹

以马屁勃①吹入喉内，日七次。

又方，灯心三十寸，日日水煎服之。

又方，以秋梨三斤，捣烂取汁，尽量饮之最妙。

症二条，方四条。

肺 痈 门

肺痈咳嗽

口吐脓血腥臭异常者，以荔枝核烧烟，屋内熏之。壮则多食秋梨，弱则多吃杏仁茶，忌一切辛味，如葱、姜、大蒜、胡椒之类。

症一条，方一条。

心 漏 门

心孔惛塞

多忘善误，每至丁酉日，自至市中取十字街心土，以莲子煎汤，冲服妙。

又方，以灶心土一块，生姜三钱，水煎服妙。

症一条，方二条。

---

① 马屁勃：即马勃。

妇 人 科

经 症

经水不行

妇人经水不行，忽行时一见即止，此气虚也。用羊肉二斤，煮极熟，取出肉，吹去浮油，入当归三两，生姜一两，煎至六分服，每日一付。

经水不止

用旧莲蓬三个，烧存性，研末，温酒送下三钱，日二次。

经水不时

或前或后，来时腰腹冷痛，用男子发一团烧存性，男子破袜底一对烧存性，东流水煎服，每月四付，当三月后愈。

症三条，方三条。

崩 漏

妇人血崩

棕毛烧灰一两，莲蓬烧存性二个，水煎服。

又方，血下不止内有黑块者，旧马尾罗底三个烧灰，荞麦面二合，入罗底灰，黄酒和匀服之，恶血即下，新血即止。

又方，核桃七个，连皮烧焦，捣烂，水煎服。

又方，大枣三十个，蜂蜜五钱，冰糖一两，黑豆三合，水煎至豆熟，枣豆随时吃之，汤频饮效。

症一条，方四条。

带　　下

赤白带下

白带，用鸡蛋四个，黄酒二碗，艾叶一两，煮熟，日食四个，七日当止，不止再服七日愈。

又方，用蜀葵花，俗名蜀吉花，每日三朵，水冲代茶饮。赤带用红色，白带用白色。

又方，韭菜子为末，酒糊为丸，每服一钱效。

症一条，方三条。

求　　嗣

妇人无子

二月丁亥日，取桃花、杏花，阴干为末，戊子日以嫩桑条七枝搅匀，向东太阳出时开水冲服三钱，每月信后一次，极效。

又方，阴欲过度，多不成胎，寡欲多生男，此上上策。

用浮萍草五钱为末，男女各酒服二钱半。再，男多吃核桃，女多吃荔枝，妙。

症一条，方二条。

妊　娠

妊娠心痛

用盐五钱烧红，黄酒冲下一半，愈，未愈再服。

胎动腹痛

用桑寄生一两，黄酒煎服，不敢饮酒者，水煎亦可。

妊娠腹痛

鹿角截五寸长一块，大红枣十个烧存性，水煎服立止。

子死腹中

用三家盐各一撮，三家鸡蛋各一个，三家水各一升，同煮，令妇东向饮之。

又方，大豆三升，以醋煮浓汁，顿服立下。

又方，子死不出，用大朱砂一两，水煮数沸，为末，酒服立出。

妊娠尿血

阿胶炒黄为末一两，酒服效。

又方，有火者，阿胶炒黄为末一两，入生地五钱，水煎服，无生地以枸杞根代之。

怀胎不固

常三四月必小产者，有胎后即以糯米为粥，日日服之，勿吃椒、姜、葱、蒜等物。

胎上冲心

葡萄煎汤，饮之妙。

又方，香墨磨服一钱，效。

孕妇伤寒

以嫩荷叶七个，每用一个，煎汤饮之。此方可保胎，伤寒虚实随症酌治，多服白蜂蜜良。

症八条，方十二条。

产　育①

妇人难产

车轴脂吞大豆许二丸，即产。

又方，用赤小豆三升，水煮汁，饮之效。

又方，用桃仁三个，去皮尖，劈为两半，每片上写"可出"二字，吞之即生。

漏胎难产

血干之故，用清油五钱，好蜜一两五钱，水煎数十沸，

---

① 产育：原缺，据目录补。

服之即产。

胎衣不下

用皂角树刺，烧灰存性，为末，酒服即下。

临月易产

榆树皮为面，同小麦面作饼食，临时易产。

症四条，方六条。

产　　后

产后血渴

饮水不休者，去血过多故也。用莲子内青心为末，米汤送下二钱愈。

产后血晕

鹿角一段，烧存性，为末，酒服一钱效。

又方，用破雨伞，灯上烧红，以烟熏产妇即苏。

产后血多

鸡蛋三个打碎，酒二杯，醋三杯，水一碗，同搅匀，煮鸡蛋，连汤服之极妙。

又，产后虚者，多服鸡蛋妙。

产后中风

荆芥穗炒黑，为末，酒服效。

产后盗汗

用浮麦五钱，水煎服效。

又方，以红糖二两，酒水冲服。

又方，多吃鸡肉汤。

又方，以山药烧熟，随时服之。

产后气喘

面黑如油，血入肺也。苏木二两，水煎服效。

产后癫狂

败血为害，大朱砂五钱，水调服效。

产后心痛

荷叶炒为末，水煎服之，愈多愈妙。

症八条，方十三条。

小　产

胎动半产

已见血者，急用荞麦面三合，水和为糊服之。

又方，以旧马尾罗底三个，烧灰存性，大米汤送下。

日月未足

小产之病，较之大产更多，法当如前大产治之，方不误事。每日多食鸡蛋最妙。

症二条，方三条。

乳　病

乳汁不下

莴苣子一两，炒香为末，黄酒冲服。

又方，芝麻一两五钱，炒黄为末，白蜜拌起，水冲服。

乳汁不通

以妇人旧木梳三个，水煎服。

又方，以木梳火上熏热，即在乳上梳之即通。

乳痛初肿

以白猪肉切片，贴之良。

又方，以香墨涂患处，干再涂。

乳痛已成

白面半斤，炒黄，醋煮为糊，涂之即消。

乳痛红肿

痛不可忍，蒲公英二两，水煎洗。

又方，以秋月茄子阴干，烧存性，研末，水调涂之。

又方，以柳树根上皮捣汁涂之。

症五条，方十条。

妇人杂病

女人阴肿

矾石三分，甘草五分，为末，棉裹纳入妙。

女人阴冷

用丈夫破袜底烧热熨之。
又方，以本人乱发烧灰二钱，生姜水煎服。

妇人虚嗽

大红枣三升，去核，焙干为末，白面二斤炒黄，白糖半斤，同拌匀，每早晚糯米煎汤调服。

妇人夜热

红帽纬三钱，黄酒煎服，神效。
又方，用童便临卧服少许。

妇人阴疮

如虫咬痒痛者，生捣桃叶，棉裹纳之，日二三易，以愈为度。
又方，用杏仁去皮尖，捣烂，棉裹纳入效。

妇人面脂

太真红玉膏，轻粉，滑石，杏仁去皮尖，各等分，蒸过，入冰麝少许，胭脂少许，鸡蛋清调匀，洗面毕敷之，十日面如红玉。

症六条，方九条。

中医药古籍珍善本

卫生要诀卷三

小 儿 科

惊 风

急慢惊风

全蝎一个去毒，瓦上焙黄为末，黄酒开水米汤调服，未愈再服，三日效。

小儿天吊

用蝉蜕三钱，以浆水煮服。

急惊痰壅

大朱砂三钱为末，绿豆汤调服。

又方，气喘甚者，用牵牛子三钱为末，水冲服。

慢惊直视

雄狐眼睛一对，焙干为末，薄荷汤送下。

症四条，方五条。

痫　症

小儿惊痫

荆芥穗二钱，水煎服。

又方，以铁器烧红入醋内，满屋熏之，其痫自止。

惊痫狂躁

喉中有痰者，用礞石五钱，朱砂二钱为末，生姜汤送下。如无礞石，即以青石代之。

症二条，方三条。

疳　症

走马牙疳

以小便盆内白垢研细，入冰片少许，擦之效。

又方，以枣肉和黄柏末、香油调擦，效。

又方，以椿白皮捣烂取汁，涂之效。

小儿诸疳

每日以糯米三升蒸之，上覆大甑，四边滴下水气，以磁盘盛之，鸡毛扫疮上，当七日愈。

小儿下疳

地骨皮煎汤，日日洗之。

中医药古籍珍善本

又方，以鸡蛋外皮炒黄研末，香油调敷，或干擦亦可。

又方，骆驼绒毛烧灰，入黄丹等分，擦之效。

症三条，方七条。

积　癖

小儿癖疾

苍术四两为末，羊肝三具，竹刀切开，撒苍术末在内，线缚，入砂锅内煮熟，捣烂，以白米饭和作丸，每日黄酒送下，或开水亦可。

小儿痞块

龙眼十四个，每日水煎服之，不去外皮。

又方，急性子一个，水红花子一两，为末，白鹁鸽一个，去肠肚，入药在内，线缚定，砂锅装好，盐泥封固，流水煮极熟，再煮至水干为度，取出，瓦上焙黄色，为末，酒服三日，当下血块。

症二条，方三条。

热　症

小儿脑热

薄荷煮汤洗之。

又方，以葱白十寸，水煮，洗之。

小儿热病

以葱涎入香油内，抹小儿五心、顶、背诸处，善解毒凉肌。

又方，以秋梨十个，取汁熬熟，饮之亦能解热毒。

症二条，方四条。

感　冒

偏风口㖞

取壁鱼摩耳，左㖞摩右，右㖞摩左，以正为度。

小儿伤寒

用桃叶四两，水煮取汁，周身擦之。

又方，生姜汁、梨汁、藕汁等分，服之效。

症二条，方三条。

脾　胃

快脾开胃

五谷各一把，炒熟，入姜汁一小杯，每日水煎服。

又方，用五谷虫三两，水淘净，瓦上焙黄，入白面一斤，香油和起作饼，再加小茴香一两，日日吃之，妙不可言。

脾虚胃弱

干柿饼三斤，黄酒五斤，蜜三斤，火上煮匀，入柿饼煮十余沸，收瓷器内，随时食之妙。

症二条，方三条。

伤　食

小儿腹胀

青盐炒热，装入白布口袋内，熨腹上，并在腹上摩之，效。

小儿伤食

每日用白萝卜煎汤服之。

又方，以蒸熟馒头，火上烧黑为末，水冲服。

又方，以小米炒焦为末，水冲服。

症二条，方四条。

吐　泻

小儿久泻

古城砖一块，烧热，砖上加陈醋少许，布包熨之。

又方，鸡蛋四个，加白矾少许，炒食妙。

小儿呕吐

以生姜汁，炒麦麸一升，熨胸膈间。

又方，急流水煮银器一件，重不过一两，服之效。

症二条，方四条。

痢　疾

小儿下痢

罂粟壳五钱，水煎服。

又方，荔枝七个，龙眼七个，冰糖一两，水煎服。

小儿秋痢

以粳米煮粥，入干柿饼末，煮极熟，服之，亦可令乳母服之。

又方，以白面和作小丸如指头大，沙土内炒熟至黄，每服三五十丸，儿小者开水研化服。

症二条，方四条。

泄　泻

小儿热泻

面赤目红、脉大者，黄柏三钱为末，每用五分，米汤送下。

又方，多吃螃蟹肉，大妙。

小儿脾泻

红枣二十枚，阴阳瓦焙干为末，白糖二两，糯米三合，炒熟为末，水和饮之。

又方，以热艾熨脐心，熨后山药烧熟，随时服之。

症二条，方四条。

痰　喘

小儿痰喘

糖瓜火上烧焦服之。

又方，山楂烧焦二两，红糖一两五钱，水煎服之。

又方，梨核火上焙干为末，萝卜汁少许，水冲服。

症一条，方三条。

咳　嗽

小儿咳嗽

核桃连皮烧焦，去皮，吃核桃肉。

又方，杏仁十四粒，去皮尖，捣烂，糯米一撮，水浸一宿，同研为泥，水煎服。

又方，以松子仁二两，杏仁三钱去皮尖，冰糖二两，水煎服，松仁亦可食。

小儿寒嗽

以热艾熨咽喉，嗽自止。

又方，生姜一大块，火上烧焦，切开，熨喉下一寸。

症二条，方五条。

发　痧

小儿发痧

以苎麻一大把，少加清油，火镰上擦热，在左右臂内曲处用力擦之，以红为度。

又方，以灯草一大把，滴清油，在上火上烧热，擦儿五心。

又方，以雄黄为极细末，点两眼角妙。

症一条，方三条。

胎　症

小儿胎毒

淡豆豉煎汤，少饮数口，其毒自止。

又方，生芝麻捣烂，大人嚼之，再以纱裹好，令儿咂之妙。

初生解毒

小儿初生，不可概与解毒诸药，恐伤胃气，但以生甘草煎水，少饮之妙。

症二条，方三条。

不　乳

口噤不乳

大约此症伤风者十之八，胎时伤食者十之二，万勿乱施方剂以伤元气，只以暖艾熨儿顶心足矣。

小儿吐乳

大半受寒，大半伤乳。受寒者温以棉衣，伤乳者少乳为高。受寒者必气逆，得温则止。伤乳者必发呕，少食即安。

症二条，方二条。

撮　口

小儿撮口

此病惟风，俗有三日洗儿之处多得之，夏月犹可，冬必感寒，骨槽受风，以致撮口，法当以荆芥炒热熏之。

撮口胎风

用鲤鱼口圈一个，烧存性，以乳调匀抹儿口内，大有奇效。

症二条，方二条。

脐　风

小儿脐肿

即以所脱之脐，瓦上焙黄，为末，敷之。
又方，以白矾一两，飞过，以少许抹之效。

小儿脐风

墙上小蜘蛛窝皮烧灰，敷脐上。

又方，草纸烧灰，厚涂之，效。

症二条，方四条。

夜　啼

小儿夜啼

以向东桃枝七根，每根长七寸，白线缚定一处，鞭小儿卧榻周围，其啼自止。

夜啼不休

以朱笔书覤字一个贴小儿床前，啼即止。

症二条，方二条。

客　忤

小儿客忤

无病忽死，此系客忤，大朱砂一钱为末，蜜和服之。

又方，生客忽来，小儿乍病者，即以来人顶发七根扎小儿左手中指节即苏。

症一条，方二条。

口　病

小儿口疮

生硫黄五钱为末，水调，涂手足心，效即洗去。

又方，以密陀僧为末，醋调，涂足心最妙。

赤白口疮

枯矾一钱，朱砂五钱，为末，每以少许敷之良。

又方，米泔水洗妙。

症二条，方四条。

舌　病

小儿舌肿

蒲黄为末敷之。

又方，以白矾和鸡蛋，置醋中，涂小儿足心。

症一条，方二条。

丹　毒

小儿火丹

周身壮热，一处赤色，以马齿苋捣汁涂之。

又方，用赤小豆为末，鸡子清调涂，时时易，随手即消。

又方，以秋梨捣烂，厚敷之。

又方，绿豆为末，猪油调涂妙。

症一条，方四条。

乳　蛾

喉闭乳蛾

山豆根煎服。

又方，生甘草水煎服。

又方，马齿苋捣，敷喉左右。

又方，香墨涂喉左右，干即易。

又方，猪香脂油切片，贴喉旁。

症一条，方五条。

眼　疾

小儿雀目

羊子肝煮极熟，每日食二枚，大妙。

又方，用夜明砂一两，猪胆汁和丸，每日米汤下五丸。

症一条，方二条。

耳　疾

聤耳出脓

大红枣烧灰，撒入耳中。

又方，以旧布烧灰，入耳中自止。

又方，以猪胆汁滴入耳中，痛自止。忌干鏊①油气。

症一条，方三条。

鼻　疮

鼻中生疮

以袜底垢烧灰，香油调擦。

又方，以百草霜研细，每以五分冷水调服。

又方，以佛前香灰，香油调擦。

症一条，方三条。

头　疮

小儿头疮

乌梅烧末，生油调涂。

又方，以桑柴灰煎水洗尽，腻粉擦之，效。

症一条，方二条。

头　秃

小儿头秃

蔓荆子为末，和醋敷之，一日三上。

---

① 鏊：一种铁制的烙饼的炊具，平面圆形，中间稍凸。

又方，马齿苋煎膏涂之，或烧灰，猪脂和涂。

症一条，方二条。

虫　病

小儿虫病

使君子为末，拌面内，作饼食之。

又方，用石榴根捣烂，槟榔末，等分，盐水送下。

腹中白虫

马齿苋煎水，和盐醋服之，少顷白虫尽出。

又方，雄黄五钱为末，醋糊为丸，酒送下二十丸。

症二条，方四条。

吃　泥

小儿吃泥

绿豆为末，入砂糖拌匀，米糊为丸，服之良久，泻出泥渣自愈。

又方，每日多食糖物，其病自止。

又方，以黄土一大块，打碎炒黄，入黄柏五钱，煎服，永不吃泥土。

症一条，方三条。

阴　肿

小儿阴肿

枳壳为末，醋和，敷之效。

又方，以蚯蚓粪、薄荷汁和涂之。

又方，丝瓜、灯草、葱白煎浓汁饮之。

症一条，方三条。

疝　气

小儿寒疝

用梨叶煎浓七合，分作数服，大妙。

又方，用荔枝核七个烧灰，水煎服。

又方，栗子毛皮烧灰，水冲服。

又方，痛不可忍者，桃仁去皮尖七个，研细，涂口鼻。

症一条，方四条。

盘　肠

小儿盘肠

用白萝卜一个，烧熟食之。

又方，用大蒜蒸熟服之。

又方，每食物内加大蒜妙。

又方，生葱白十四根，水煎饮之，仍以葱熨脐上妙。

症一条，方四条。

癖　疾

小儿癖块

萝卜子煎汤，日服一小杯。

又方，山药、莲子、冰糖，每日煮稀饭内食之。

又方，小茴香为末，入小麦面，作饼食之。

又方，每食多加生姜丝妙。

又方，以莴苣子研细，醋和，烘热，布包熨患处。

又方，以白石一块形如碗大者，火上烘热，布包，腹上滚之，左右摩错，日久自消。

症一条，方六条。

尿　浊

小儿尿浊

澄之如米泔者，食饮过度又受湿寒所致。每日煮荷叶一个，去荷叶煮稀饭妙。

又方，以苍术炒热，熨脐下。

又方，用雄鸡肝一具，切片，晒干，捣为末，竹叶水调服。

症一条，方三条。

尿 血

小儿尿血

蒲黄末敷脐上妙。

又方，以青竹粗寸许者，切筒七个，每个长七寸，水煎，日日服之。

又方，以猪尿一小杯饮之良。

症一条，方三条。

下 淋

小儿血淋

鸡矢白如粉者，炒，研，绿豆面等分作丸，米汤下二十丸，或酒下亦可。

小儿淋疾

以白面蒸饼一斤，取出，即入大蒜四两，淡豆豉一两五钱，捣作丸梧子大，每早晚以盐汤送下三十丸。

症二条，方二条。

便 闭

小便不通

葱白三十根，捣碎，加黄酒少许，煮热，包熨脐下。

又方，赤小豆一合，煮汤饮之。

大便不通

朱砂为末，米汤调送。

又方，小曲二钱，水煎灌之。

症二条，方四条。

肿　胀

小儿虚肿

出过胎空心白萝卜，日日水煎饮，当七日愈。

又方，以韭子一升，日取少许，屋内火上烧烟熏之。

症一条，方二条。

黄　疸

小儿黄疸

瓜蒌，焙，研，每服一钱。

又方，以王瓜根捣汁服之，不过三五次愈。

又方，柳枝煮浓汁半升，顿服之。

又方，以向东桃枝七根，切碎，水煎服。

黄汗如金

蔓荆子捣末，每日水调服。

又方，以生姜周身擦之，久自愈。

中医药古籍珍善本

又方,以茵陈擦之亦妙。

又方,用王瓜根水煎饮。

症二条,方八条。

汗　症

小儿盗汗

浮小麦一升,煮水服之。

又方,秋梨一个,挖开小孔,去核,加蜜,外以白面包好,火内烧熟,令儿食之。

又方,桂圆三十个,整用不去皮,水煎服,日二付,当七日愈。

症一条,方三条。

龟　背

小儿龟背

由小儿生下,风邪客于脊髓之间,致成龟背、龟胸,并用龟尿摩其胸背,点其骨节,十日自愈。

取龟尿法:用青荷叶安龟在上,以镜照之,其尿自出。

龟背丸方:枳壳二两,防风一两,独活一两,桂枝五两去皮,归身二两,为细末,面糊丸,每早晚竹叶汤送下二钱。

症一条,方二条。

龟　胸

小儿龟胸

因小儿肺热，气多上壅，又因乳母饮食过重，乳汁不多流行，以致小儿食乳不能运化，气上冲胸，故多得龟胸症。乳母应节饮食，勿许过多。

龟胸丸方：拣麦冬二两，天冬一两，杏仁五钱去皮尖，枳壳一两五钱，桑白皮一两五钱蜜炙，南石膏一两，共为末，面糊丸，每早晚盐开水送下二钱，或以盐水化开服亦可。

症一条，方一条。

鹤　节

小儿鹤节

血气不充，故肌肤不和，肉不长，骨节外露。用归身三两，西党十两，为末，每日酒服二钱。

又方，以醋和荞麦，火上烘热，周身擦之。

又方，以猪尾血和黄酒服之。

又方，鹿血黄酒冲服。

又方，用山羊腿骨一付，酒煮服，日一付。

症一条，方五条。

卫生要诀

中医药古籍珍善本

行　迟

小儿行迟

肾虚故也，宜大补元气，滋阴壮火，临时酌用简易方，惟用木瓜、五加皮、牛膝等分，米酒浸过十四日，以酒洗腿足，过三十日可立，再三十日可行。

又方，以壮夫袜底烧灰，装入小儿袜底中。

症一条，方二条。

语　迟

小儿语迟

心气不足故也，以伯劳所踏树枝鞭小儿，令速语，以其当万物不能鸣时，彼独能鸣之，以类求之也。

又方，反舌肉炙食，妙。

又方，石菖蒲日日黄酒煎服。

症一条，方三条。

齿　迟

儿齿不生

雌鼠屎两头圆者二十一枚，一日一枚，拭其齿处，勿食酸咸味为妙。

又方，以川芎二钱，当归三钱，黄酒煎服。

症一条，方二条。

手　拳

小儿手拳

不能舒展，用急性子为末，酒煎，洗一日，次日以当归、钩藤水煎洗，如法互易。

又方，用乌雀爪烧灰，酒调涂手心。

症一条，方二条。

脚　拳

小儿脚拳

脚拳之病，皆因母气不充，或阴血不足之故耳。用牛膝三斤，黄酒十五斤，煎三炷香，日日以酒洗足。

又方，用轿夫袜底烧灰，每日酒服一付。

症一条，方二条。

痘　疮

小儿痘疮

有《痘症正宗》一部，采择不尽，兹特择易用者列后：

痘疮不起，荔枝肉水煎饮之。

又方，丝瓜一个，连蒂烧存性，研末，糖服妙。

又方，山楂为末，煎汤服之。

痘疮咬牙

用人落牙烧存性，为末，酒服。

又方，用浮萍草煎汤饮之。

又方，用穿山甲为末，水煎服三分。

又方，用油胭脂摩三五成群处。

痘毒黑疔

紫草茸二两，雄黄一两为末，以胭脂汁和匀，挑破痘疔，点之神效。

又方，痘疮湿烂，荞麦粉频频敷之良。

又方，赤小豆末，鸡子清调擦。

又方，赤小豆、绿豆、大黑豆等分为末，水煎饮之，并可稀痘。

症三条，方十一条。

药性赋序

尝考《神农本草》，药分三品，计得三百六十五种。迨至梁陶弘景《别录》而下，其昭然可见者不下数十家，有明濒湖李氏复辑《本草纲目》一书，类分六十，药共一千八百七十三种，可云详且尽矣。然卷帙浩繁，虽聪明之士当亦苦于涉猎。兹因不揣固陋，爰本《铁镜集赋》，参以张石顽《本经逢源》、汪讱庵《本草备要》等书，裁对成篇，叶以韵语，摘其最关于医家日用者得二百五十八种，以便业医者入道之门，未敢云有当也。

药性备要赋

尝谓用药如用兵，机无轻发；制方犹制律，意在精详。是故补中益气而助脾，功惟白术_{脾实而无湿邪者忌}；散寒邪以发表，能取麻黄_{夏月及表虚者忌}。丁香暖胃寒以止_{肝虚}呃逆，附子_{能引补血药以滋不足之真阴而引补气药以复散失之元阳引发散药开腠理以逐在表之风寒，引温暖药达下焦以祛在里之寒湿}。牛膝益下焦_{能引诸药下行而强筋骨并经闭不通，误用堕胎，遗精及脾虚下陷者忌}，黄柏补肾水而泻膀胱_{火邪}。百部治肺寒，于喘嗽可止；栀子凉心_{肺客热使下从小便出，在鼻衄尤良}。麦冬润肺_{清心}，驱逐烦热_{气弱胃虚者忌}；升麻升清_{阳之气于至阴之下，凡上盛下虚者忌}，发散疮疡_{及治泄痢}。知母_{下润肾燥}滋阴上_{有清肺热泻相火之用虚损者忌}；香附理血中之气，擅调经解_{痰火气血湿食}，六郁之长。泽泻利_{膀胱}湿除热，烦躁兼效；钩藤舒筋活血，拘挛堪尝。利咽快膈须用桔梗，降逆开气参以木香_{桔梗能载诸药，木香善通积气}。破滞_气消_痰痞积，青橘皮为上_{多汗及中虚者忌}，头痛连脑_{及齿颊痛者}，藁本最当_{温热病及产后血者忌}。参须治久痢_与滑精_{崩中下血等证}，味苦降泄_{每致增剧，然胃虚呕逆、咳嗽、失血诸病亦能获效}；郁金入心祛_瘀血破滞气，性本轻扬_{阴虚、失血者忌}。砂仁_{即缩砂蜜也}调胃醒脾_{快气调中，通行结滞，并益肺肾气血虚火炎者忌}；灯心清_肺热降心火，兼利小肠。何首乌敛精气而温补_{不寒不燥，功在地黄、天冬诸药之上}，薄荷消风热以清凉_{夏月多服泄人元气}。胃热散以犀角，_{肝经}血结任用羚羊_角。白豆蔻入脾肺，行三焦，消滞消积；黄芪_{生用固表实腠理}炙用温中，益元气，生血生肌。黄芩泻三焦之火，阴虚伏热及胎寒下坠、食少便溏者切忌；常山攻老痰积敛之味，截疟须知悍暴能损真气，弱者慎之。丹皮泻君相之伏阴火，山药清虚热于肺脾阴不足则内热，补阴故能清热。乌梅敛肺涩肠，消痰止渴治血痢，安蛔尤力；竹沥润燥行皮里膜外痰壅，寒饮湿痰非宜。活血行气去瘀调经须益母草即茺蔚，脾胃不实及崩漏者忌，消肿皮里之肿用生姜皮。入肝肾而清湿热健脾胃，祛风湿，土茯苓可取；除噎气而消痰结坚痞，旋覆花堪奇冷利、大肠虚者忌用。理痰消斑疹毒，散热除风，当用牛蒡子一名恶实；明目轻身，益精补肾，宜任沙蒺藜。香薷冷饮利小便而热服暑邪兼散，淡竹叶清心化痰，止渴，利小便而上焦烦热应除。桂枝解表，能调营卫；沙参清肺气，体本轻虚。中焦寒邪拒闭，官桂即薄桂，专行胸肋可理；九种心痛及腹内冷痛，桂心能祛。甘草炙用气壮温益三焦元气，协和诸药，生用气平可泻三经之火土实胀满者忌；人参大补肺中元气，除烦泻火故也止渴生津故也，实热反来伤肺之虞。肝肾虚热骨蒸自汗，地骨皮当用；固精枯痔，鱼鳔胶堪须。黑泻肾而白利肺，牵牛之质各异能泄气中温热，胃弱气虚者忌；头止血而尾破血，当归之性本殊。和中止呕消暑升清应知白扁豆，大小便血无过刘寄奴。金银花即忍冬养血补虚，解毒清热；肉豆蔻益脾健胃，下气调中。橘核止腰疼疝气之痛，桃仁去皮尖生用和血，连发尖炒用破血施泄血滞通大肠血秘之功血不足者忌。散表宽中，安胎定喘还紫苏叶其子功用尤力，梗则稍缓，虚者宜之；搜风去湿气在头，补肝血风虚润肝燥务川芎。当归身散内寒以和荣血凡血受病及诸病夜甚者必须，独活治厥阴经头痛目眩以祛足少阴伏风头痛。益心补肾涩精气，厚肠胃资莲实，利水清心火藉木通。天南星去惊痫风眩痰湿之苦阴虚燥痰忌之，酸枣仁有敛肝缓脾之雄盖枣仁有敛肝之功，肝不克土，故缓脾。肾虚精滑益智子因热者忌，热毒入伤血_分白头翁。大黄润燥_{结实}热而入脾胃、大肠、肝、三焦血分_{病在气分及胃虚血弱者忌}，蕲艾除寒湿而温子宫_{能回垂绝之元阳，以之灸火透诸经而治百病}。槐角滋肾津，痔漏肠风兼效；沉香专化气，扶脾达肾_{摄火归源}须逢。蒲公英解_食毒散滞气，使君子健脾_胃杀虫。暖脾胃除寒邪，高良姜快觅；腹疼_{非产后，产后以大补气血为主，虽有他症，以末治之，故产后不宜三棱}血结，荆三棱可攻_{虚者忌之}。杜仲润肝燥，补肝虚，子能令母实，故兼能补肾而主腰脊痛，茴香散寒结并治阴虚肝火_{从左上冲头面者}。开逐痰饮_{胁下皮里膜外}白芥子_{久嗽肺虚者忌}，滋益五脏补相火肉苁蓉_{能动大便滑泄}。大枣有健脾之功_{补中益气，和百药，须防中满证}；连翘泻心经之火，排却疮脓。生地黄滋阴以泻丙火_{小肠}，熟地黄润肾而补真阴。葶苈子止喘嗽以逐水气，莲藕节散瘀血而止吐衄淋_痢。石菖蒲去湿除痰，开心利窍；远志肉益精强志_{水亏相火旺者忌}，通肾气上达于心。石膏止烦渴，解肌清热；天门冬定肺_{气热喘}，降火清金_{脾胃虚者忌}。车前子清热利窍，能通小便；栝蒌实降痰_{气清上焦}火，止渴生津。礞石泄积_{滞生痰}而壅膈，莲须秘精气以固真_{元阳不制者忌}。厚朴平胃_{湿太过}泻实满，除痰克验；肉桂功堪补相火_{抑肝扶脾}，止腰腹寒痛回春。湿热散以萹蓄_{一名扁竹}，脾燥润以麻仁。黄连治噤痢而泻实火_{寒药多泻，惟黄连肥肠而止泻}，丹参调经脉而安妊娠_{孕妇安生胎，落死胎，破宿血，生新血}。防风祛风_{胜湿}一身尽痛，崩中_{血色清稀者}似圣；葳蕤益脾肾虚劳寒热_{不足之证可代参芪，但其性缓，久服多服方效如神}。橘红皮快膈消痰，导壅滞之逆气_{久嗽气泄者忌}；山茱_黄肉养肝补肾_{入二经气分}，固下部之遗精_{其核滑精，当慎}。细辛散浮热温_{少阴经血虚内热者慎}，多服最忌_{用当不过五分}；半夏豁痰去湿，止呕须明。天花粉降_{膈上}热_痰除_{心上渴}烦，虚嗽不利；贝母泻心润肺，燥痰可平。槟榔除痰_{消胀}，

中医药古籍珍善本

泄胸中至高之气能坠诸药下极；乌药顺胸腹邪逆之气，舒郁结之情。呕逆产后虚烦，竹茹当用能清胃府之热；肺胃虚热，竹叶可清。治妊娠喘嗽及头痛如破者连须葱白，利小便王不留行。晚蚕沙专疗风湿，天竺黄善治痫惊为小儿治痰清热之要药。通水逆而开腠理，茯苓皮善任；阳痿而梦失精，桑螵蛸当烹能治白浊，利小便，阴虚多火者忌。蒲黄止心腹痛疗破瘀血，胶饴润肺止嗽入脾经。清头目以搜风痰，荆芥穗有取穗在于巅，故善升发；行气中血滞血中气滞而通凝结，延胡索其灵通经堕胎，血热气虚者忌。吐衄溺便诸血喘嗽须紫菀，妇人经脉不通用葛上亭长。蜂蜜润燥和脾熟则性温，补其中生则性凉而清其热脾胃肾虚者忌；莱菔子利气，熟则降则定痰嗽而生则升升则吐风痰。谷虫即蛆消乎小儿诸疳积滞，青蒿治乎骨蒸劳热，紫茎者良。紫河车峻补营血能治骨蒸羸瘦，喘嗽虚劳，乌贼骨入血分可医经闭及带崩。止肿痛调经索续断，赤白带下小儿惊痫觅浮萍浮萍因风而动，故能止风，生于水之极上，故能提带下。赤芍药行血之中滞而疗腹痛不减当归，羌活散风湿而治外因头疼。宽中利气，枳壳宽肠胃力缓而枳实利膈胸力速；疗肌解表，柴胡散结调经，能引清气上行，主阳气下陷次而葛根阳明头痛及脾胃虚弱泄泻者宜之先。温脾胃以止疟，慎用草果实邪盛者忌；主风湿而治胃脘积痛，务索威灵仙然泄真气，弱者慎之。菟丝子益脾肾肝三阴而止遗泄，补骨脂助相火以通君火而暖丹田。疗男白浊女白带而尚地肤子，补真元而以巴戟天。除风湿寒热而治疸黄，茵陈是矣；降痰逆而消惊痫，金箔有焉。抚芎郁在中焦须此开提其气以升之，总解诸郁直达三焦，为通阴阳气血之使；瓜蒂涌泄，能去胸膈痰涎尺虚、胃弱、产后、病后及膈上无热痰邪热者忌。炮干姜用治里，表生姜辛温，除寒邪而发表，炮则辛苦，除胃冷而守中，但多用防耗散元气血虚恶寒及产后大寒者宜之；吴茱萸润肺燥脾温中善降热，气及通宣表里无拒闭之患，病非虚寒者忌。

阿胶安胎补血止血为诸失血要药，牡蛎散结软坚。诸风掉眩小儿惊搐，主以全蝎；肺气壅实有痰，降以白前。龙眼善补心脾之血元气虚者服之最妙，猪苓性善疏利经腑专司利水之权。热痢下重，秦皮与服；大肠风秘，郁李仁同煎。墨灰止吐衄血逆而上行，伏龙肝一类；孩儿茶即乌爹泥性收敛以止血，百草霜亦然。生姜发散调中开痰，除诸哕呕，胃热而不可用；五味子宁嗽，且滋肾水，初嗽不可遽加。排脓利窍散湿热风邪，无过白芷；驱肝虚风从内生者疏痰定惊痫，莫失天麻。温中快膈开胃止呕藿香叶，消痰润肺款冬花。胡麻即黑芝麻补肾滋肝，益脾肺而降心包火；茜草性温行滞味苦带辛，入手足厥阴血分，却经中瘀积及女子经闭而理湿邪。散瘀血利大小便用以百合，理脾虚湿热收脱气脱能收，气滞能和主以木瓜。茯苓补心脾，利窍除湿泻肺热而膀胱通利；茯神益心志，神魂俱安。肝肺风邪暴翳，磨以木贼多用令人目肿；产后败血流于腰胯疼痛者，通以泽兰。滑石气利，走膀胱而清肺胃；前胡性降悦脾，理胸腹因外感痰热痞膈诸痰而畅肺解风寒阴虚火动之痰忌用。湿热下焦血分者除以防己上焦气分者忌，咽喉利以射干能泻实火，虚火忌用。苍术逐上湿而发汗能升发胃中阳气，煨生姜散郁结而扶脾气降而不升。神曲麦芽虽消积而不容过用大能耗伐胃气，伤中损血；芫花甘遂纵利水而未可轻施。精气不足，补以枸杞子；心腹胸胁少腹诸痛，止用五灵脂生用血闭能通，炒用经多能止。秦艽左文列为秦，治湿病。右文列为艽，发脚气燥湿祛风养经养血，妇人带疾兼效；苏子降痰顺气虚劳，咳嗽可医气虚、阴虚、脾虚者忌。顽痰涤以五倍子，肺火泻以桑根白皮。白芍药补脾泻肝火，护营血敛津液产后及小便不利者忌；桑寄生去风除湿，止腰痛安胎。地榆入下焦理血热，气虚下陷崩带及久痢瘀晦不鲜者忌且能伤胃；苦参燥湿，多服者灾每致腰重。元参清无根浮游之火，淡豆豉胜湿解肌，调中下气除病后之虚烦生用发散，炒热止汗，入发散药陈者胜，同吐药新者良。皂角即皂荚逐风痰，善通上下关窍风痰牙皂最胜，湿痰大皂力优，然大伤元气，喉风尤为切忌；鹿御即麋御理血中邪湿，温补下元子名延寿果，老人婴儿资为上药。胃脘痛因食寒物者疗以草豆蔻且散滞气，吐衄便溺诸血主以白茅根并止渴，利小便。杏仁润燥消积降气行痰以止喘逆，胡芦巴导火归源而治小肠奔豚偏坠及小腹有形如卵，上下走痛者。黑锡阴极之精，内通于肾；硫黄大热之性，下达命门补火，寒郁火邪者宜之，然能疏利大肠。热药多秘，惟硫黄暖而能通。气中之血破以蓬莪，血中之气理以姜黄。血痢口噤，真藕粉频服；痞气肿胀，大腹皮来尝虚胀忌用。红蓝花可使活妇人经血少则养，多则行，过用使血行不止，苦酒即醋用以敛咽疮散瘀解毒。砂糖和缓肝脾，产后败血冲心最当；山楂消除积滞，偏坠疝气为散酒服为良用核尤捷。利水应知赤小豆，降阴气上逆还须青木香即马兜铃根。蜀椒助命门心包之火开痹湿，温中气，芡实固精补脾治遗精浊带之伤。胃反吐出黑汁者毕澄茄最效，降逆气代赭石相当。龟板炙灰止泄痢，滋阴降火；鹿茸益精髓，扶阳固阴鹿角胶力稍缓。白僵蚕散痰化结，诃黎勒即诃子，煨用能固脾肾止泻生用清金止嗽，久嗽久痢忌之。芒硝咸寒，用软坚以清三焦、肠胃实热；白矾收涩，能行气分而祛湿痰。人中黄天行狂热温毒发斑最妙，枇杷叶和胃和则呕定哕止下气气冷则火降痰消，夏月伤暑气逆最良，然胃寒及风寒咳嗽忌之无过。陈橘皮消痰，理气燥湿为上留白则补脾胃，去白则主肺气；辛夷入肺利窍，逐阳分之风邪开胃休呲。苏合香治山岚瘴湿之气袭于经络，阳虚多火者忌，马兜铃清肺热痰喘声音不清之疴。下利滑脱，石榴皮有取；内热呃逆，真柿蒂能和。银柴胡凉血而热可清，虚心极善；石莲子除热毒而脾可助，噤痢消磨然必用人参开提胃气方效。猪肤皮上白膏调阴散热甚效，青黛散郁火及产后热痼消斑毒何忧。牛黄清心而痰以化风中心脏者宜，白及入肺而血用以止休。筋骨中寒热并风寒目痛，头面虚风之证，蔓荆子当用；赤膈黄耳，紫荆皮可收。蜀膝治牝疟独寒不热者而功捷，荷叶解虚头风憎寒发热而务优。风湿冷痹浑身不能屈伸、痛甚者宜，穿山甲莫失；壮筋除湿温补下元，五加根皮是求。秋石滋阴降火而不伤胃而真火以补为骨蒸劳热之仙品，然阴虚多火、精气不固者忌之，川楝实导湿荡热止痛而疝瘕无留。消渴黄疸，土瓜根取效；头风拘挛，苍耳子即瘳。赤苓利湿热而心与小肠气分以入，金汁金器解热毒而时行堪投。梓白皮太阳阳明湿热能利，柏子仁风湿能搜。铲除日久凝聚之瘀血年深坚结之积滞，干漆灰快索；收敛精气，白龙骨服调。赤石脂入下焦血分而固滑脱，晚粳米和胃气而温中焦。至若水取汲井凡汤液须新汲井华水，火取柴桑，治热解毒及辛热之味之药宜冷饮，调补之剂宜温尝苦寒驱火药则又宜热饮。寒热温凉各适其性，君臣佐使务在相当。丸散汤液，尚顾名而思义；药有七情谓独行、相须、相使、相恶、相畏及相反、相杀也味谓甘苦辛酸咸五味也方谓大小缓急奇偶复七方也剂谓宣通补泄轻重滑涩燥湿十剂也，要熟悉以参详。炮制不同谓炮、煅、炒、焙及酒、醋、姜、盐、便、蜜等制法也，混用者失；新久宜别药有宜久者，亦有宜新者，误服者殃。严以辨乎真伪，慎以审乎行藏。草木虫鱼，更当遐稽博采；脉因证治，尤宜较短量长。胆欲大而心欲小，智欲圆而行欲方。譬良将之将兵，指挥如意；庶射夫之挟矢，术妙穿杨。

中
医
药
古
籍
珍
善
本

卫生要诀卷四

治病要诀十五则

一专治

——症已入手，由死回生，渐入人境。如痰厥、暴死、自缢、水溺、坠高、误伤等症，势不能再顾他处，是当专治。

二急治

——夜半叩门，或烈风暴雨，果因父母之病，是当急治。

——夜半叩门，果属产患，势不能缓者，急治。

三缓治

——写方后主病人疑信参半，此药恐有增减，且缓治。

——世医满坐，症已垂危，方皆错乖，既不能随声附和，又不便力剖是非，苟非至戚，且缓治。

——症至大疑，如大热似寒，大寒似热，极阴似阳，极阳似阴，脉症不对，如有脉无症，有症无脉，强发芽，夕阳晚照，早露垂珠，不能立决生死者，且缓治。

四必治

——凡极贫之士，势不能再为别图，但有生机者，必治。

——产患一关两命，无论是否正产，或各处风俗，误听稳婆指点，术士妄用催生者，必治。

——奴婢皂役，与夫奔走无依，但可挽回者，必治。

——至亲执友，即本家慌乱，医士错处，但能切实指示，有可料理者，必治。

五不治

——症至错乱服药，脉形皆变，虽有一线生路，而家无主病之人信道不笃者，不治。

——妄自尊大，不能虚心下士者，不治。

——自作聪明，增减方剂，或用家藏旧药，不审可否者，不治。

——药肆本为射利，甚至颠倒更换，制法全无，取药不能谨慎者，不治。

——女病隔帐，既不能望其形色之虚实，五脏之见于面部者无从稽考，又不能闻其呼吸之短长，六腑之达于声音者莫由察识，问切特其半耳，如是者不治。

医　案

保定府傅太守脉论症治总要 名修，广东人

切得左三部涩实牢坚，声音促促。夫脉贵有神而不贵有声，脉者，血脉也。盖荣行脉中，卫行脉外。荣卫者，气血也。血中有凝物，则气不能舒畅，如风之来，遇物则触而有声，知为痰多壅塞道路，以故升多降少。升多则呼长，降少则吸短矣。吸短则气不归肾母，不入子宫，在卦为未济。而分看又细，则实之阳者亦属乎阴。涩牢坚细竟于六旬外得之，似非所宜，幸右关平和，至颇停匀，饮食

尚属健壮。《经》云有胃气者生，此吉兆也。右寸弱，肺虚无疑。右尺微，火衰已定。且二十余动一止，气不足故也。《经》云：脉必满五十动而后无病。今有止，而非一定之数，是促止，非代之有定数也。本年五运六气系少阳相火司天，厥阴风木在泉，现在六之气，又为寒水用事，不敢少用化导之品以损真阴，此《内经》之所以必求其本也。奇经八脉，二阴为病，虽冬至有令，而辛酉年阳明燥火司天，少阴君火在泉，初之气又为风木用事，使肺气不入子宫，而风木之害必来侮土，右关之平亦难支持。药君辽味，以收气于肾；臣拣冬以润之，桂枝为佐，脉道之隔者可通；杭芍性收，明春风木可保不来侮土，为之使不亦宜乎；釜须为引，则直达于肾。但医之理微，不敢自作聪明，尤希就质大方，再为尝试，至吉凶消长之机，老先生知之熟矣。

傅大少君

六脉沉迟，如按泥沙，肺气过虚，鸡鸣之泻难保。而又关窍不开，清涕内入，逆之为患多矣。始因受湿，化而为痰，则礞石消导之品尤非所宜。药以通达阳气为主，补土次之，少用明矾以清络中之痰，病之源可得而见，案亦由是而定。惟右尺火衰，尚须参附以补之，盖病有标本，治有缓急故耳。

同藩宪图注脉论脏腑阴阳症治总诀

五脏合看图

五至，阳。

形属阳，五行亦阳，在卦为离。呼吸五至，阳也。脉来洪实，阳中之阳。得天地纯阳之气，内脏之形尖而圆，外形宽大，合木水二象。

三十岁以前名顺而事逆。

六腑合看图

四至，阴。

形属阴，五行亦阴，在卦为坎。呼吸四至，阴也。脉来沉实，阴中之阴。得天地纯阴之气，内腑之形方而长，外形长厚，合金土二象。

五脏分看图

四至，阴。

形属阴，心宜慈，诸事喜顺恶逆，在卦为坤，在时为春。

三十岁以后名顺而事理亦顺。

六腑分看图

五至，阳。

中医药古籍珍善本

形属阳，性好强，遇事果决直断，在卦为泰，在时为秋。

六部各位图

合水象

左	左寸	心	陽	头痛	酒积
三	左关	肝	陰	失血	头痛
部	左尺	肾		精液少	
右	右寸	肺		大肠红	
三	右关	脾	三陰	失血	如理乱麻
部	右尺	命	陽	三焦不和	痰多

十七日，初切以六阳论。《经》云六阳人清贵，此明列之局也。至十八日，细察脏腑，静候阴阳，加以本年气运，合以现在节令，究不以六阳论，而以阴阳变换论，绝无仅有。黄帝之所以调和阴阳，自古珍之。盖六阳人阳尽则绝，六阴阴终则亡，惟阴阳变换，阳将尽而阴生，阴将终而阳长，阴阳循环莫测其端，是为悠贵寿贵，非若六阳之清贵也。故合看脏为阳而腑为阴，分看脏为阴而腑为阳，而六部又各具一阴阳，幸一遇之，顿开心胸，此天地阴阳蕴藉之气，五行迭乘循环之理，累数十年而一见者，余何幸得揣测也。惟络中有痰，胃中有酒，胸中有气，脑中有风，此不应有而有者，宜去之。肝不藏血，脾不统血，大肠传送之官失职，而便红，此不应去而去者，宜补之。至于心

性，与夫内象、外象，各列图下，不敢复赘。

第一方

陈皮二钱五分　枳壳一钱五分　葛花一钱　二花一钱

木瓜三大片为引。

第二方

橘红二钱　北半夏一钱五分　郁金一钱　瓜蒌皮一钱　大生地一钱五分

棕炭八钱为引。

第三方十二气乾坤大造丸

大生地八两　大熟地八两　鳖甲六两　茯神七两　茯苓七两　赤芍五两　白芍五两　龟胶十两　龟甲六两　鹿胶十两　元参四两　丹参四两

共为细末，忌铁器，以桑木柴火炼蜜，晴天为末，阴天合药，每早四钱，每晚三钱，长流水送下。

乔观察药用脉症论名仁杰，山西人

气色凝滞，风邪客于面部，两目直视惊恐，特注风轮细察，脉之至数，体状来盛去衰。风能动物，风行善变，在卦为巽，在人为肝，在时为春。其感于人也，为麻木为不仁，为痿痹，为四肢酸软。脾受风邪，故其所治之地特现数端，或肌肤紧，或言语迟，或转身难。肺受风邪，特现数端，或舌缩，或口歪，或眼斜。心受风邪，特现数端，究之风邪何由而入，缘受惊之端不一，而足胆脉乍大乍小，乍长乍短，乍不足乍有余，久则气为之提，周身筋脉，气主之也，气既提于别处，则无主，无主则寒邪易入。中寒，应遍身疼，关节不利，脉宜迟。今脉甚虚浮，是中风之确。据向服寒凉之品过多，散药亦复不少，且此症名非风，乃仲景揣本求源之论，后人不解，加以散品，一服见效，三服后如初，四五服后病尤厉，皆不读《内经》，不察经络，不审气候之故。《经》云：养正邪自退，此要法也。药以黄芪为君，正气可足；桐皮、苣子为臣，痰亦周行；桂枝能达阳气，善走四肢，手足自如；寄生能端舌出声，佐使分明。然非大剂，不足以挽回。细阅前方，有用补剂者，诚一方之保障也，惜其分两太轻，见功宜缓，扩而充之，神而明之，真圣手也。忝列同乡，故不揣固陋而妄为点定，且极言相劝，非自以为是也，老先生酌用之可耳。

候补通判宋公脉症药用论

宋公，名继光者，江南人，候补通判，忽至寓所相访，见其两目如环，白晴暴露，疑为痉_{音至，从至来也}症。坐间精神恍惚，每旁视，又疑为邪祟。言语虽不颠倒，而口内如有物，言之乃咄咄，口角有白沫，余甚异之。至切脉，六部气弱而沉，如按泥沙，如物跳动，上焦似有积气，钩之即至，推之而去，非气也，知其有物。物当以血论，血既作而为块，脉不能去来，今钩推动，竟是动物。《经》云：面部反常，脉必离经。如欲产之妇，受惊之儿，腹内有物，是以尔尔。今宋公脉如之，面亦如之。夫言咄咄而口角有白沫，水族为害外象。若此脉沉，湿也，虚弱也，此必受惊之后入湿，湿久则热，热入血室，结而为片，内贯正气，既不成疮，复不能开，感物而化脉，跳动离经，当为有形之物。问其腹内有物乎，应之曰有。腹空有声乎，应之曰如雷鸣。司马李公椒坪曾闻之，然食下即止，此物得食而安，故鸣亦止。余甚异之，而惜其得病之怪，不治杀人，《经》言之矣，而诸书未有成方，无所依归，袖手旁观又不忍为。宋公固求，令其夜来，卧于床，手按之，果作水鸡声，久则蛙鸣，成形若此，殊难为情，因以扁华治胎怪之法易而为热剂，引加灯花、雄黄杀之。服药后，用竹架七尺，高手探之，则物开口，且头向上。雄黄能杀诸邪，灯花能化怪物，许其半月后腐化而下。虽系以意为之，尚不乖于经旨，业是书者何以教我。

杭芍三钱　桂枝八钱　干姜二钱　炙草九分

灯花为引，服后用七尺高竹架一具，手探之，物头向上，口即开，嚼明雄黄少许，不必咽下，半月后当腐化，由大肠而出。

颜制军夫人脉症药用论

此系左尺微，左关紧，左寸弦，心绪不宁，悲伤过度，素秉虚弱，复感太阴寒水之令，以致发热咳嗽，痰多色白。盖寒为真寒，热为伪热，其病先寒后热。右脉三位略虚，至不满四数，精神短少。《经》云：脉必满五十动而后无病，日夜一万三千五百。脉既不满，则必短数，短则不足。药君桂枝以却寒，桂枝性阳，则脉之短数者可补足；恐其太过，臣杭芍以收之，而太过者得中。肺脉虚则寒易入，肺主皮毛，故热在肌肤而不在内，客感于肺故耳，是为阴病。阴病忌汗，盖汗多亡阳，桂枝加皮则汗，去皮收汗，此仲景老前辈救世一片婆心，故为太守时以桂枝三百六十七法作一方保障，而人赖以安全。至丹溪、东垣诸公，皆有发论，法非不善，方非不妙，然今昔易时，高卑易地，贵贱易位，若概执成方则大误矣。景岳公用补剂，非好为偏也，推想当时，自必有不得已而为之者，人何得概薄以为补也？宗是公者尚不至杀人无算。《经》又云：实而误补不过增病，虚而误攻势必损命。本年庚申，少阳相火司天，为三焦浮流之火，厥阴风木在泉，火炎于上，肺必受克，风动于下，脾必致败。至小雪，六之气又为太阴寒水用事，连日大汗，寒邪复入，故精神愈少，咳嗽愈加。痰系白色，肺也。渐而为黄，脾也。此为肺寒脾虚不易之证佐。声短促，呼吸之间每多太息，知为不足。大凡人有悲即呼，有喜即笑，有失即太息，此又一忧伤心经，气郁不伸之证佐也。合之六脉微紧弦虚，则案可得而定矣。佐半夏、杏仁，将以燥痰润肺，使肺不受邪；炙草为使，脾庶乎可实而运，用官得权；引用生姜一两五钱，则大张旗鼓，所谓一将当关，诸邪自退，三片之说不知出自何经，姑不敢宗，烧所以去发性也。

第一方

桂枝　杭芍　北半夏　杏仁　炙草

加生姜一两五钱为引，烧熟。

颜制军女公子脉症药用论

脉两寸弦，左关微细，左尺短涩，右关虚弱，右尺微而滑，切左关浮分革，此为血，少年力方强，血不应少。《难经》以二十四动为岁，合二十四气，今候一百二十二动，势如转环，旁坚中空，似在胆经，胆受惊即如转环。合六气计之，当在三十二气之外，约五年出受惊，受惊得燥胆方畅达。沉取则微，如按泥沙，或因受湿，中在涌泉，始则小腿宜为微冷，渐由后而上，过腰俞，则湿者变而为寒，寒甚则旁及于络，周身经脉皆为客乘。盖营行脉中，卫行脉外，营卫者，气与血也。气譬作风，血譬作水，水中有物，流动已不能自然，再加客感之湿，化而为寒，与气相乘，如风内有尘，浩浩瀚瀚，一无所见，遇物则触而有声，如风沙之扑人面肌肤飒飒然。故有此病者，周身必麻不可言状，筋遇寒故也。周身之筋，行脉之道也，道既不通，主必知之，故心烦，烦则燥，燥则不宁，火来克金，肺气不能为相，痰必旁溢，痰一溢则轻清之物失其本然，心火炽盛，痰为之厥，此湿寒旁注之害也。至此得火势必上升，由肩井而达风府，所谓客居客位，客与客角，相和而贯顶心，入百会，阴也而变为阳矣，在卦为未济，易为阳病，阳病忌开盖，开则伤气，正气不足，邪气愈甚。《经》云补正邪自退，此要法也。脉与行时，非本来之虚，破气知不敢用，从此入太阳而贯眉棱，入目之风轮，其目必直视，渐传颊喉，症复多端。幸至此止，但头为诸阳之首，有邪宜汗，而脉虚，痰作青黑色，此湿寒之一证佐也。目直视，受惊之证佐也，夫不见小儿科惊风直视乎？不思饮食，脾虚之证佐也。有此确证，断难逃案。然成无己未注此症，仲景虽祖伊尹，方不备列，而三书与心法颇用考发。《千金方》略似阴阳平重，兹特易之。药用芥穗为君，湿寒可除，在阴者退；细辛臣佐，阳寒得解；茯神安向来受伤之气，以为使；生姜鼓荡。尤恐不尽其害，故针太阳、百会两穴，使寒邪有出路。究系以臆为之，虽不乖于经旨，而贻笑大方矣，任大责重，恐负所托。

陶府经危症原始

六脉迟细，涩而无神，左关紧，右关弦，左尺微，右尺衰弱无根，两寸浮而革。本因三焦郁郁不平之气结于中脘，不平久矣，理宜收肝。后复有客感之寒乘间而入，又宜却寒，上下三药而愈。现在尺弱无根，则下身不能自如。两寸浮而革，面目四肢为之浮肿。两关紧弦，则呼多而息少，气不归肾，喘息摇肩。问年四十有余，观色素非衰弱，而脉如此、症如此者是何以故？借非过服寒凉消导之品，则尺脉不能无根，非过服降气流行之剂，则关脉不能弦紧，非误投滋阴益补之剂，寸脉又何能浮而革？所呕者尽为紫血，症至于此，危已极矣。及阅前方，率皆苏子、厚朴、枳实、木香、石膏、黄连等药，后方又用熟地、附子、人参，以故气不流行，血不归位，喘息甚，不眠者五十余日，且兼端坐。医之杀人以至于此，真可叹也。余学识疏浅，无起死回生之力，不立一方，病者势必生疑，姑用杭芍、辽味、桑皮，使病者少眠片刻，至解病之方，尚须再质高明。

通永道旷公夫人病证原因脉案 公讳楚贤

湿家每疼痛，而又多在四肢，脾湿故也。脾主四肢，故湿因其所属而归之，是必有内因之湿，而后外湿随之。痛无定所，或善走，是湿挟风故也，风善行故痛亦如之。可见湿为本病，风寒乃兼病也。气上逆冲胸，湿久生热，而又有悲伤之感，与湿相抟，故亦作痛。脉沉，湿也，是其本病。痰也，湿久生痰。少阴滑，胎脉也，胞系于胃，故湿不宜。夫湿本乎地，不应上行，今水气之湿变而为热，并非湿邪自能上行也。试观痉病，以风为主病，以湿为附，以寒为兼症。而湿病以湿为主病，以寒为附，以风为兼症。治痉病者，法当却风。治湿病者，法当散湿。桂枝性阳，与湿相反，始用血分阴药以利导之，继则投其所恶而剥削之，湿去而其附症与兼症不治自愈。《经》云治病必求其本，此之谓也。始投则口干，湿之性不受也，继则不知，湿之力衰矣。苟不明其本原，何以奏厥肤功乎？鄙见尔尔，再质高明。

吏部尚书刘云房先生病症原因各部脉象药用总论公讳权之，湖南长沙人

初切左关平，左寸紧，左尺勾而有力，三部合看，紧而带涩，促促然如扑岸之水，铮铮然如啄木之鸟。此多升少降气为之也，盖涩为血少，紧为积寒，浮紧外寒，沉紧里寒，今则中取紧而带涩，似乎服流行之品过多，而破瘀之物亦不少。右关弱，右寸浮而滑，右尺微而滞弱，为脾虚，浮滑为停血，又中坚旁柔，形如榆钱，中取偶三四至，瘀之确据也。尺脉微而滞，火衰之象。故用辽味以收气归肾，而用红花以去瘀，庶气逆者平，而瘀亦可除矣。本年气运，阳明燥金司天，少阴君火在泉，初之气为风木用事，坠则伤肝，现在二之气，少阴君火用事，火来克金，肺不受克，故六脉皆见毛。毛，肺象也。《金匮》云百合病，故以百合主治之，而新病荡然无余矣。惟右尺衰，此为本病，附子扶阳，使衰者旺。然春秋渐高，补土又为第一义，故兼用之。《经》云治病必求其本，本病除而兼症与附症不药自愈矣。辱承宠召，不敢履险，仅就识之所至者略叙大端。盖病有由来，必有由去，知其来去，而病情斯可得矣。即或来之迅速，去也流连，亦可以谛审于迟速顺逆之间，而商其调济之法，以人身之气血配天地之阴阳，顺大化而审病机耳。拟就丸方，祈采择用之。

王相国脉案庚申年曾下血五月

诊得六脉神气元足，水火平施。古稀之外而求元足与平施，千不得一，惟肺脾肝三经之血去之不少，故此三部脉内有声，如刀削竹，如水击石，浮取中取，至皆停匀，沉取则紧而带涩。《经》云浮应上，沉应下，浮候腑，沉候

脏，浮为表，沉为里，浮属阳，沉属阴。今沉取紧，寒也。涩，血少也。以浮沉之例推之，当利于上而不利于步履，利于前半日而不快于后半日。本年气候，阳明燥金司天，少阴君火在泉，现在二之气，又为少阴用事，火来克金，肺受火之克制，气不宣达，已去克金矣，即不来生土。早食宜，晚食滞，金受火之克，而贻其恨于肝木，木受金之克，而贻其恨于脾土，此五脏相传一定不易之理也。虽然，先便后血，远血也；先血后便，近血也，此为脾不统血者言之也，而又非所论于脏燥之人。伊尹祖神农，仲景祖伊尹，始得立治血先治火之法，百不失一。后代议论纷更，方多杂出，姑就所见妄为拟议，虽不外乎滋阴养血，而重用地黄，燥脏可润，顺其势而利导之，不虑其腻。

大熟地一两五钱　杭芍三钱　牛膝三钱　山药二钱　於术三钱

王四先生医论

脉左阴右阳，左寸关虚细，右寸关浮大，两尺微而右尺不足，气不归肾，多升少降，胃强脾弱，水不治火，右不足至，精神短少，心思恍惚，补之可，泻之不可。

云苓块一两五钱　辽味四钱　桑白皮三钱

棕炭二钱引，水煎服，不渣。

朱少夫人奇症案名转筋入腹

右关浮洪，沉则弱而无力，寸微尺曳，左关虚而带涩，寸细尺沉，病原血不养肝。肝主筋，故筋不自如，伸屈不和，风寒乘间而入，久则邪亦安于无事，而正气退，邪气益旺矣，是虚为本病，而风寒乃兼症也。治法始宜稍为舒筋，继则养血，使血和气足，流动充满，庶不致误。《经》云养正邪自退，此要法也。盖病有标本，治有缓急故耳。

钩藤八钱　炙芪一两五钱　当归八钱　桂枝八钱

帽纬引。

王太夫人

脉六阳，血热，大指退皮，痰内带血。

木通三钱　生地二钱　生甘草一钱　归尾一钱五分

水煎服。后吃苹果一个，二付愈。

王相国如夫人

六脉细虚无神，病十年余，精神不足，坐卧皆不自如，行走无力。

附子三钱　干姜二钱　炙草二钱　肉桂一钱五分　云苓五钱

水煎服，十付。

王大少君夫人

脉微而滞，至不满数，血少，神不足。安神，暖下元。

抱木茯神五钱　归身三钱　熟地五钱　远志一钱五分　白龙骨二钱　生杜仲三钱

水煎服，五付。

王二少君夫人

脉两寸弦紧，寒积于上，咳嗽气逆，宜收神活血。

当归五钱　川芎八钱　云苓三钱　杏仁七个　熟地四钱

水煎服，五付。

王相国令孙

疝气。

枳壳一两　升麻三钱　当归四钱

共为细末，每用少许，醋和，摊患处。

王相国宅七夫人

产后百余日，六脉沉细微弱，气血两虚，惟寸关略浮，

中医药古籍珍善本

左寸亦带浮，清晨有火，过午则冷。《经》云寒为真寒，热为假热，又云产后以大补气血为主，虽有他症，以末治之。兹立一方，当十八日愈。

云苓块　附子　干姜　炙草　炙芪

温筹坡先生夫人

左三部涩而有声，用和血药三剂平。右三部弦而且紧，浮而带革，悲伤所致，经数月不来，气上升肺，不入子宫。许十日内经可至，但小腹作痛在所不免。用温经汤四付愈，继用麋桂八仙圆，庶于本年气候、现行节令相符，本病除而兼症与附症不治自愈矣。

郑宅老妪

年五十余，右臂赤游风痛不可忍，面赤而气败，药不堪用，针曲池一穴，取黄丝四五尺愈，然脉已离经，神不守舍，用之于此人则可，施之于尊荣人则不可，业医者慎之。

台三先生名费荫，满洲人

六脉浮，沉平匀，中取坚实洪大，肺脾涩而有声。十五六岁伤血不少，故右寸关二部涩而且革，涩为血少，革为血热，脉直上下，行肺不归肾，故上注于目之气轮，白睛起浮皮一层，中隔虚气，或满或亏，满则大如指头，目能闭而不能开者，已八年于兹矣。惟逢大喜、心惊，拉弓目少开片刻，过此仍然如故。缘肺气上注则满，下泄则亏，满则有物相隔，亏则转动自如，非收气归肾，何足以奏肤功而烛照无遗乎？其余降气流行之品姑不敢用，二十余动一止，癸亥之年宜慎。

王四先生名汇，汉军

六脉细沉滑迟，身长七尺，面貌紫赤，左目带红色，与细沉滑迟四字全然不符，沉取尤滑。藉非大惊之后受湿，则脉不能迟。湿者，寒也，故宜迟。寒久则热，湿热相兼而为火，湿又变而为痰，滑即痰也，此皆脾不运化之故。始得以温土燥痰为第一义，切脉之细，又非本虚，想用化导之品不少，故脾虚为本病，湿、痰、风乃兼症也。《经》云治病必求其本，溯源端委，千古不易之心传世，医知不仁之为风、为痰、为湿，而不知脾虚之为首祸也。妄拟一方，亦不过率由旧章耳。医之理微，尚希酌之。

温二先生 名汝科，广东人

脉沉紧，受湿，腰腿酸软无力兼痛，丁香油熨。

茅术八钱　牛膝四钱　辽味三钱　桂枝五钱　含石一钱

水煎服，之后饮烧酒三大杯，十二付。

内阁郑公 名应元，广东人

六部沉而滑，有停滞之气，有久蓄之痰，脾湿不能运化，大肠虚而脱肛，传送之官与运用之官久废职守，皆缘气虚不能为血主，而血亦不能自为流通，故手指麻而腿足亦酸软，久则气不达于四肢而风寒客矣。风寒客于肢节间，而持重转身无力矣，无力则正气不来，邪气愈旺，非大补气血，通达阴阳，交四五之气，入寒水用事，痿痹不可为矣。方未列，以例推之，当月半愈。

吴先生夫人

六脉虚细，涩而无神，右寸浮而滑，肺痈已成，每月中旬后吐血一点，由鼻中来，劳而入脏，肚痛，骨节痛，白带，精神少，饮食不思，面青白色，无神气，血枯气弱，舌无胎，可治。

木通一钱五分　生地一钱　生甘草一钱

三付。

又方

附子三钱　茱萸二钱　元胡一钱五分　续断一钱五分　归尾一钱　杭芍一钱

男子发为引，三付。

温松严夫人

六脉虚细沉微，手色淡白无血，主人云孕已九月，而脉无神气。未见面，恐有别故，方用芎归，聊塞责耳。

温松门夫人

脉虚细无神，饮食少，神倦，腿酸，血不流通，水亏火亦衰。

西党参六钱　於术二钱　附子二钱　干姜一钱五分　龟胶三钱

淡黄酒三杯煎服，十五付可挽回。

温筫坡先生夫人

血分有寒，内凝瘀血，少腹痛。

当归五钱　川芎一钱　元胡二钱，醋炒　生续断三钱　菟丝子一钱一分　吴茱萸一钱

水煎服，不渣四付。

温女公子

气滞肚痛，右三部紧而带滑，有痰，腹坚，下寒故也。

附子一钱五分　杭芍二钱　白龙骨八分，煅　辽味一钱五分，炒，研　泽泻八分

忍冬叶三个引，水煎服，三付。

查观察脉病缘因名淳，顺天人，湖南粮道

十二正经姑置不论，奇经八脉阳维为病，因旧有积寒在下，升降之气不和，故寒积于下，而气郁于上。始则在

太阳之下，右旋至左颊，切痛如锥，语言艰，口流沫，廉泉不收，久必归正，入肺之门，由鼻中切痛，脑髓下注，不可为矣。现在三之气，少阳相火用事，寒火相抟，故痛尤剧，饮食不能进，卧则犹可，行坐则痛，面带青色，目轮青紫，阳维之寒已透于诸阳之首，头为至阳之地，而列至阴之气，阴干乎阳。《经》云阳干阴者顺，阴干阳者逆。且脉来三至，精神短少，是为寒症无疑，切不可用寒凉药以损真阴。及阅前方，率皆香散凉血降火之品。试思年过七旬，本水亏火衰之候，极力滋养尤恐不足，奈何反速之衰也！即前贤有诸痛属火之语，亦当察其气色为阳，切其脉息洪大，闻其声音急促，问其来历有据，再斟再酌，然后无误，何得以诸痛属火之语遂依为规则也？余不忍坐视其败也，立一透阳煎，许其数日愈。后依方服之，果于二十五日来余寓所，谈笑如常。方不敢列，恐后人认病不准，依方致误，非私为己有也。四月十六日视

颜中丞女公子猝病论

中堂三屋，夫人居其左，小姐与婢媪在右。夜忽有贼入室窃衣具，醒觉有人，遂惊而问焉，贼将所窃之箱掷地忙走，堂上陈列之几与夫几上一切器具皆撞撒于地，声音颇剧，似有抵拒之象，从此受惊，精神短少，饮食不思，兼之手麻入腹，即不省悟。邀余至，戒曰：勿惊，一药而愈，此盖胆受惊，血不养心之故。即予鲤鱼腮二十个，大柳节一个，煎服之，次日如初。人咸奇而异之，不知鱼腮活血，柳节安心耳，何奇之有？后之学者察识阴阳，博闻强识，穷经临症，格物致知，而又正心诚意，不能起沉疴于须臾，吾弗信也。

壬戌之夏四月十有四日，独坐于庭，阅手订《再斠集》，精神倦怠，因思连日诊视病症，辛苦过甚。方谋一休息之法，适有永定河道陈竹香先生之仆郭姓者来，云其友病甚，邀予一视，余以不能自顾为辞。至晚，复持其友所服之方来酌于余，方约数十，细为参阅，大半补泻兼施，寒热并用，而破气者复不少。问其年已五十余矣，余既不能以非为是，又不忍坐听其败，遂往视之。人余残喘，六脉紧数。余曰："此痢症也。何得概用香散金石之品以损其真阴，并伤其精液乎？"伊云："每昼夜下八十余次，口渴异常，饮水不休。"余曰："此口干也，非口渴也，不可以干作渴治。"且其人面色与手色形如白灰，邪火益于上焦，故口干，真寒积于下部，故腹痛，气虚不摄故下痢，血伤无度故色白，危在旦夕，其如之何？而郭仆再四求方，余悯此人之遭残，而嘉郭姓之敦友谊也，遂立一方以回。余竟彻夜不眠，次早伊甥宋姓者来，云夜下二三次，精神顿加。余乐而为之案，并以警世之，凡为医者，勿因利以伤人。

附方

西党－两五钱　於术八钱　干姜八钱　附子五钱　赤石脂－两二钱　云苓八钱

日三付服。

族祖矩夫者，宿于打磨厂之大通客寓，有事来商。见其面色青白，气敛抑，问其所病，则曰无病也，心窃疑之。现行夏令，火色全无，白乃肺气，青为肝色，金气露于初夏，木色见于面部，阴寒已极。因询之，则曰狂风扑面，无所为病，遂辞去。次日遣人来邀，云病势甚促，腹痛异常。急往视之，口不能言，六脉沉紧，两尺尤甚。当即拟方，留耀彩叔点视药物。次早耀彩叔来云，服药后即恬静安眠，已痊愈矣。

附方

桂枝三两，去皮　附子八钱　干姜八钱　炙草六钱

大耳胡同谭姓者牵车来接，至则见其口吐鲜血，解衣而视，自右边脊骨起至胸中，只宽五寸，皆黑紫泡如败豆，形底尽红紫色，痛不堪言，举家慌恐，莫解其病。余曰："此为肺毒缠腰，幸止一半，三日可愈，再迟一日，无能为矣。"急立一方以涂之。越七日，已为峚髻山进香善士。来年癸亥，加意防之。

方附后

大黄五两　枳壳四两　蛤蟆草二两

为细末，猪胆汁调，涂患处，日三易。

枫船王兄，余同门友也，太夫人患伤寒，时当冬令，面带青色，《内经》所谓后乘者，此之谓欤。六脉沉细而散，沉为里寒，细为气单，散乃败象也。以彻骨之寒，气单何以外泄？独见真阳解散，随太息以宣流，至阴亏耗并，寒战而凛烈，所以冻肌寒骨，火盛无以为热太夫人手用火炉不知热，浃髓宣精，金衰莫职其司肺虚不能生水，母衰子故单耳。文也谊不容辞而任大责重，不敢冒知医之名，妄为点定。枫船兄仓皇莫措，以至下泪，余以为孝子之心必能格天，故出大方以解之，许其服药后，额间微汗一指为小效，子初肠鸣为中效，寅正小便有药味为大效。次日果如所言，藉非枫船知我之深，大孝之至，何敢冒昧若是。

芥穗二两　桂枝八两　干姜四两　白毛雄鸡骨一具

中
医
药
古
籍
珍
善
本

　　谢公名生翘者，福建人，由海疆奉满，令升横州刺史，捐升二千石，于辛酉之十月来京引见。至壬戌之二月忽来相访，口不能言，手按左右腮，目直视如见神鬼状，良久，略告以故，究不过三二语也。切脉乃阴维为病，浮而且紧，乍大乍小，乍长乍短，乍不足乍有余。余曰："此因果所致，非药所能疗也。"言讫，痛之甚剧，气几欲绝。余不能坐视其败于此地也，遂以大指切其百会穴，痛乃止。据云此症已三年余矣，百药不效。余曰："此箭风也，无端而来，无因而去，来自脑后，贯于中顶，左旋至右腮，右旋至左颊，固为堂后帘风，恐公有不可问心事，速为改之，我其为汝治之。"翘曰唯唯。服药后半月，如故料理引见，又二十日，不辞而去。此病之果就痊与否未可料也，药方不列。

　　正月初十日夜时，方丑初，叩门甚急，小犬忙吠，急起应之，而叩门者不之闻也。意以为将有失火之处，举室慌忙，呼老奴急往询之故，乃云家士型弟由三眼井来邀余视病。被衣而出，士型乃云：俊三叔之侧室无故倒地，气绝如尸。比至，门户大开，病者卧于地下，同云煤烟之毒以至于此。及诊视，六脉紧滑，是为中寒痰厥。命扶于床，以厚衣围之，针提百会穴，气至，灌以姜汁，始能言，时已天明，立方乃回。次日复至彼处，见其手执女工，口笑不休。

　　桂枝三两　　橘红五钱　　北半夏五钱，制

　　日三付。

　　王箕山先生之次子忽患鼻衄，已数日矣。箕山来云："连日所失无多，今夜约有数碗，精神大为疲倦。"及诊之，两寸浮洪而数，关尺颇平。余曰："此因本年气候属火，少君素嗜辛辣之故耳。"许其两服如故。

木通八钱　生地六钱　生甘草六钱

有郝姓者，住石虎胡同，素患吐血，人本虚弱，庚申年治之得愈，辛酉之冬至月又患痢症。询之故，自二月起。余甚异之，有如是之久痢者乎？及阅所服之方，检点一处，几至数百。伊母云始则约每昼夜下五六次，继则十余次，再继则数十次，又继则百余次，至今复数十次。不惟不能行动，且并不敢起坐，起则即流淡血水，闻之几不能下手，切脉后，但见浮数无力，惟右关尚平，饮食颇进，似有一线生路。《经》云有胃气者生，无胃气者死。命服生姜羊肉汤，并大剂参、芪，至腊底乃愈。壬戌三月，复邀视，云小便非脓即血，一痛彻心。此大病之后不谨房劳，兼之忍尿所得。妻与伊母并伊祖母皆询之故，余曰："火气耳。"并询是何火气，余曰："时令之火气耳。"服解毒疏精散乃愈。方不敢列。

木厂邱姓者，偶得痰壅症，手不能持，足不能行，目直视如痴状。切其脉，左关独大，沉取尤甚，细按之大而且紧，余皆滑涩。滑为痰象，又带涩滞，血少故耳。肝脉大而且紧，气郁之兆。直断之曰："痰虽有而不可化，体虽壮而神弱，想服消导之品不少，不知此皆因气而得病者。"闻之放声大哭，伊家金曰："勿哭，既然看出，想能为汝治之。"询其病由，果因气而得，及阅服过方剂，皆化导之物。乃用大剂参、芪以补其不足，继以桂枝舒其抑气，十五日之后杳无因音信，厥后月余，踵门而求丸方以去。

冯公名士鳌者，古芮人，与子仪王九兄为亲，患阳缩，每缩时痛引心，汗流如雨。灯下视之，面白色，脉细无神，久按之如游鱼状。余曰："此败象也，不可为矣。"王九兄乃云："伊父曾有字相托，既与我为至戚，吾兄当挽回于万一。"三服而病乃愈，遂令其束装以回。时在辛酉之冬，壬戌之三月复来京都，面色如故。

附子一两，制　桂枝六两，去皮

三付。

湖南粮道查四兄夫人，患肺痈，口吐红血，每嗽便至气喘急目，色青紫，右关虚而无力，右寸洪数。土虚不能生金，故肺为之病，兼之喜饮酒，留毒不散，酿为痈症。先以葛花解其酒毒，继用凉膈以宽其胸，后乃弥封其肺之上窍，使脓血不由口出，则食咽无臭味，谷乃进，急以山甲佐下坠之物通肺之下窍，污物乃从大便而出，脓尽养肺，肺安而后补脾，脾和而后安神，神足而后疏肝。此又前贤补过救偏、循序渐进之法，非上工治未病之大案也。

辩　误

论咽喉

咽者，因也。物必有因而来，口中所食之物皆因此而入，其形如⊖，能大能小，能开能闭，物来则开，物过则闭，闭者即使之入气不外泄，纳而受之。食管居前，气管居后，咽闭则塞气门，而饮食皆从食管入矣。间有方食而语而咽不及闭，而米粒稍有一二混入气管者，气不收纳则为之咳。或有所视听而发笑，则为之喷饭。此咽之为义也，其性阴。古人云：食不下咽，气逆之也。喉者，侯也。地必有所主，胸中所藏之物皆以此为主，其形如 ⬭，能宽能狭，能长能短，能尖能圆，物去则缩，缩者失其所主，故吐时引物则缩小短狭，势居要路，上者为君，下者为臣，君受风则倾歪，得盐则润而直，臣受抑则郁，臣居舌本，故人欲吐则按舌，臣不受抑故也。从此可会吐之为害，此喉之为义也，其性阳。书言喉蛾，又云喉痹，又云喉风者是也。二者判然各别，各司所事，医者混而为一，世之人亦无有从而考之者，统而同之曰咽喉。试思果可统，古人何如是之并不惮烦，而立此两字以烦我后人乎？或因其居处相近故，即不为区别，如人之比屋而居者常有数姓，贵贱贫富相隔天渊，岂因其相近也而目为一家乎？即使其为一家，岂能因其为同姓也而不分其支派乎？

论脾胃

胃为水谷之海，居脾之上，属阳明燥金，有两口，上为贲门，下为幽门，重二斤十四两，长二尺六寸，大一尺五寸，径五寸，容谷二斗，水一斗五升。反是则病。每日消水谷五升，人七日不饮食而死者，五七三斗五升之物尽矣。《经》云有胃气者生，此之谓也。譬之磨然，磨上盛物之斗，即胃也。脾司运化之权，居胃之下，属太阴土，重二斤三两，扁广三寸，长五寸，有散膏半斤。脾者，俾也，俾助胃气，主化水谷。散膏半斤，内藏有血，一受谷味则血即分温各脏，《经》云脾喜燥而恶湿者，此之谓也。亦譬之磨然，两石相夹而磨化者，即脾也。此二者又迥然不同，往往病者则曰"我脾胃不好有病"，医者亦从而和之曰"尔果脾胃有病"，究不能分晰其为胃病、为脾病也。试思如磨不利，则命石工为之；斗不纳，则命木工为之。胃主受纳，脾主消化，乃二事也，即一人而能木工又能石工，而所用之器亦必有不同者，且断不能一时而兼理之也，何独至于人而不然？孟子曰："是乃仁术也。"孔子曰："是可忍也，孰不可忍也。"以仁术而忍心为之，以视术之不仁者为何如？吾直曰：不仁之甚者也。